超声诊断从入门到精通系列

张建兴　陈　铃　总主编

乳腺超声入门

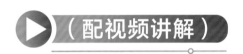

（配视频讲解）

张建兴　陈　铃　主编

U0376763

化学工业出版社

·北京·

图书在版编目（CIP）数据

乳腺超声入门：配视频讲解 / 张建兴，陈铃主编. --
北京 ：化学工业出版社，2024. 10. --（超声诊断从入
门到精通系列 / 张建兴，陈铃总主编). -- ISBN 978-7-
122-46101-8

Ⅰ. R655.804

中国国家版本馆CIP数据核字第2024WX5911号

责任编辑：赵玉欣　王新辉　　　　　装帧设计：关　飞
责任校对：宋　夏

出版发行：化学工业出版社
　　　　　（北京市东城区青年湖南街13号　邮政编码100011）
印　　装：北京宝隆世纪印刷有限公司
710mm×1000mm　1/16　印张8½　字数169千字
2024年10月北京第1版第1次印刷

购书咨询：010-64518888　　　　　售后服务：010-64518899
网　　址：http://www.cip.com.cn
凡购买本书，如有缺损质量问题，本社销售中心负责调换。

定　　价：59.80元　　　　　　　　版权所有　违者必究

本册编写人员名单

主　　编　张建兴　陈　铃

编写人员（按姓氏拼音为序）

蔡丽珊　陈　铃　陈　淼　何赛峰　江燕辉

赖允思　林　娴　刘　佳　刘柃希　孟令萃

王　璐　薛　雯　晏　丹　张建兴　庄淑莲

插图绘制　孟令萃

丛书序

超声医学作为现代医学的璀璨明珠，已发展成为一门临床不可或缺的诊疗技术。它以其无创、无痛、实时动态的特点，深受患者与医生的青睐。同时，超声医学的精准诊断能力，更是为临床医生提供了有力的支持，帮助他们在疾病的早期发现、早期诊断、病情评估以及治疗方案制定等方面取得了显著进步。

随着超声技术的不断发展与创新，其在临床中的应用范围也日益广泛。从最初的腹部脏器检查，到如今的乳腺、甲状腺、卵巢、心脏等多个系统的病变管理，超声医学正逐渐渗透到医学的各个领域。各种基于超声病变规范管理的指南也应运而生，如乳腺病变管理的 ACR BI-RADS 分类、甲状腺病变管理的 C-TIRADS / ACR TI-RADS 分类、卵巢肿瘤的 ACR O-RADS 分类、肝肿瘤的 ACR LI-RADS 分类等。这些指南不仅为医生们提供了病变管理的科学依据，更成了病变管理的重要工具，推动着超声医学在临床实践中的广泛应用。同时，也有利于初学医生对病灶特征的掌握、降低学习难度。

然而，超声医学博大精深，对于初学者来说，这无疑是一座高山。"超声诊断从入门到精通系列"的编写，汇聚了来自临床一线专家们的智慧与经验。他们深知初学者在超声医学领域的困惑与挑战，因此，旨在通过这套丛书，为初学者打开超声医学的大门，引导他们逐步掌握超声扫查的基本技巧与要领。

从本丛书中，读者可以学习到超声解剖的基础知识，了解超声扫描的基础知识和技能。同时，通过丰富的病例分析，读者将能够深入了解各种病变的超声表现及其规范管理，从而在实际操作中更加得心应手。

本丛书以简洁明了的语言、实用有效的案例以及生动形象的手绘示意图，帮助读者迅速掌握超声医学的精髓。无论是对于刚刚踏入超声医学领域的初学者，还是希望进一步提升自己技能的临床医生，本丛书都将是一套不可或缺的参考书。

最后，我要衷心感谢所有为本丛书付出辛勤努力的专家们。他们的无私奉献与智慧结晶，将为超声医学领域的发展注入新的活力。让我们携手共进，在超声医学的道路上不断探索、前行！

丛书主编

前言

随着生活节奏的加快和工作压力的增大，乳腺疾病的发病率逐年上升，成为威胁女性健康的主要疾病之一。超声诊断作为一项无创、无痛、无辐射的检查手段，在乳腺疾病的诊断中发挥着越来越重要的作用。

作为一本乳腺超声入门手册，本书详细介绍了乳腺超声的基础、规范管理方法、正常乳腺超声表现以及常见乳腺疾病的超声诊断与鉴别诊断。通过简洁的文字和丰富的图像资料，引导读者逐步掌握乳腺超声诊断的必备知识和技能，为临床诊断提供有力支持。

值得一提的是，本书的编写团队由多位在乳腺超声领域具有丰富经验的专家组成，本书在介绍乳腺超声诊断技术的同时，还注重理论与实践的结合。从严谨、规范的诊断基本技能和管理方法入手，书中不仅有对各种乳腺疾病超声表现的系统阐述，还结合具体病例，对超声诊断思路进行了深入剖析。这有助于读者更好地理解知识，提高实际操作能力。

我们希望《乳腺超声入门（配视频讲解）》能够成为初学者学习乳腺超声的良师益友，为他们在未来的临床实践中提供有力的支持。同时，也希望本书能提高基层乳腺疾病诊疗水平，为广大女性的健康出一份力。

编者

2024 年 1 月于广州

目录

第三章
正常乳腺超声检查 / 030

第八章
示范性操作及诊断（讲课视频）/ 123

参考文献 / 124

第一章

乳腺超声检查基础

第一节　乳腺超声检查优缺点

乳腺超声检查作为目前我国应用最广泛且最易为患者接受的乳腺检查方法之一，具有无创、无辐射、操作方便、价格便宜、可重复性高的优点，还具有良好的组织分辨力，在致密型乳腺患者的检查中具明显优势，可应用于腋下淋巴结及乳腺引流区淋巴结的探查，也可应用于术前病变区域的定位及术中引导治疗。

但乳腺超声对微小钙化敏感性低，对于以乳头溢液为主要表现的无肿块患者，超声较难发现导管内微小病灶，乳房体积过大时，常造成检查困难，导致检出率降低；检出过程中的操作者依赖性，在一定程度上影响了乳腺超声在常规乳腺癌筛查中的广泛应用。目前，乳腺超声被用作常规乳腺癌筛查一种有效的辅助或补充检查手段，乳腺 X 线摄影检查和乳腺超声两种方法被认为是乳腺癌筛查和早期诊断的黄金组合。

第二节　检查医师及患者准备

一、对检查医师的基本要求

乳腺超声病变管理、评价及诊断与乳腺疾病病理及病理生理表现有着密切的关系，因此要求乳腺超声检查医师在理解乳腺超声基本特征的基础上，通过深入了解乳腺疾病病理及病理生理知识，掌握乳腺病变超声图像特征及疾病管理的相关内容，熟练掌握病变管理细则和乳腺检查的操作手法。超声检查医师通过对乳腺超声图像的分析和临床评价，以图像特征为基础，与临床信息相结合，为临床提供相对客观且合理的管理建议。

二、患者的检查准备

患者检查时一般无需特殊准备，须充分暴露乳腺及腋窝；检查前应避免乳腺导管造影和穿刺活检，以免造影剂和出血干扰影像诊断。

三、患者信息获取及临床评价

（1）了解病史及做必要的查体　乳腺疾病的发生和发展都需要一个过程，详细的问诊能让超声医师了解到更多有用信息，必要的查体可了解肿物硬度、与周围组织的关系以及皮肤改变等重要信息。

（2）全面扫查　在进行乳腺全面检查的同时，还须检查双侧腋窝、锁骨上下区、胸骨旁区等乳腺淋巴引流区的淋巴结，上述部位转移性淋巴结肿大可给乳腺恶性肿瘤诊断提供重要依据。

第三节　检查设备要求

一、超声设备分类

（1）常规彩色多普勒超声诊断仪　目前应用于乳腺超声检查的常规彩色多普勒超声诊断仪按其性能可分为低、中、高档，不同档次的设备均具有二维图像和彩色多普勒血流显示能力，但图像分辨率和微细血流的显示敏感度不同（图1-3-1）。一般而言，越高档次的设备具有更高技术水平和更微小信号的显示能力，且具备更多的除了二维图像和彩色多普勒血流成像外的其他功能，如弹性成像和微血流成像等。

（2）自动乳腺容积超声诊断仪　采用规范的全容积图像获取方式，具有不依赖于操作员的图像选择和判读等特点，允许超声医师对整个数据集图像进行质控和远程判读，解决了图像标准化问题以及因设备差异所导致的图像差别（图1-3-2）。

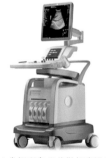
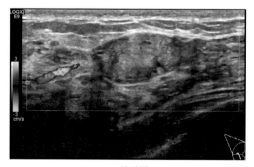

(A) 常规彩色多普勒超声设备　　　　　　　(B) 显示图

图1-3-1　常规彩色多普勒超声诊断仪

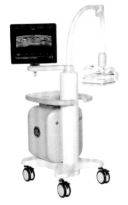
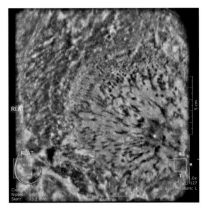

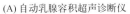

(A) 自动乳腺容积超声诊断仪　　　(B) 冠状面显示图（黄色标识点为乳头部）

图1-3-2　自动乳腺容积超声诊断仪

二、超声设备选择

一般选用中、高档彩色多普勒超声诊断仪，采用高频线阵探头实时超声诊断仪进行超声检查，探头频率一般＞7.5MHz。对于位置较浅的病变可选用更高频率进行探查；对于深部较大的病变、隆乳术等可根据需要选择合适的探头频率或合适的探头（图1-3-3）。

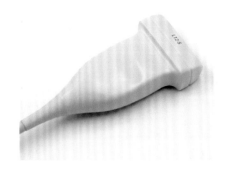

图1-3-3　高频超声探头

三、超声图像调节及质量评价

乳腺超声图像是进行乳腺疾病超声诊断及评价的重要依据，因此，获得高质量的乳腺超声图像具有极其重要的临床价值。在乳腺疾病的超声诊断过程中，合理地选择应用设备的频率、选择合适的焦点位置、进行合理的灰阶增益调节、应用合适的成像视野以及应用空间复合成像技术显示病变区域的细节信息，这些对病变评价以及病变区域综合考量都具有重要意义。

（1）探头频率的选择　美国放射学会（ACR）建议使用宽频线阵探头进行乳腺超声扫查，建议其中心频率不小于10MHz。因为使用高频率探头（12～18MHz）时，可获得更高的图像分辨率；低频率探头可获得较好的图像穿透率。行乳腺超声检查时，要求其穿透深度可达5cm。需要说明的是，并不是每一位患者超声检查时，其探头穿透深度都需达到5cm，特别是乳房较小的患者（图1-3-4、图1-3-5）。

（2）成像视野以及宽景成像的应用　成像视野是指显示在屏幕上的深度设置。在寻找病灶时，显示深度应足以涵盖乳腺组织及其后方的胸肌，但不包括肺和胸膜。发现病灶后，进行深度或局部放大图像调节的基准在于病变的边缘能被清晰地识别。成像视野设置太深时，小病灶因显示过小而不能辨别其特征（图1-3-6）。

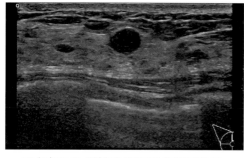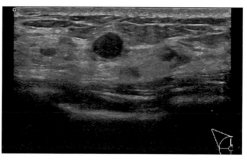

(A) 频率11MHz线阵探头所显示乳腺病灶声像图　　　(B) 频率15MHz线阵探头所显示乳腺病灶声像图

图1-3-4　不同超声频率对病灶的显示效果

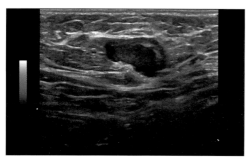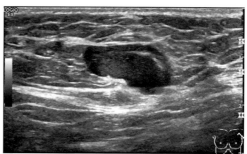

(A) 检查深度为4cm所显示病变声像图　　　(B) 检查深度为3cm时所显示病变声像图

图1-3-5　不同检查深度对病灶的显示效果

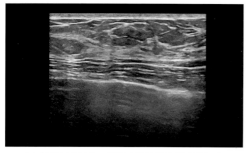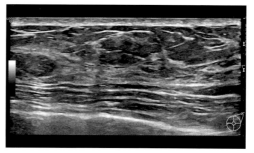

(A) 显示深度过大，图像中腺体部分显示范围小　　　(B) 显示深度适当

图1-3-6　成像视野设置

宽景成像可显示病灶及其周围组织，显示其毗邻结构的相关关系，也可用于显示多个病灶间的相互位置以及与乳头之间的关系。自动容积超声可显示更大范围内多个病变间的相互关系、位置，对大病灶也能完整显示（图1-3-7）。

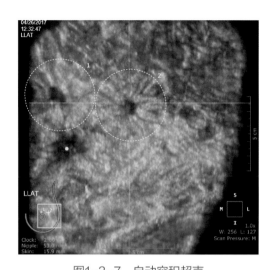

图1-3-7　自动容积超声

可显示更大范围内多个病变的位置（黄色圆圈标识处）及相互关系

（3）焦点位置　不同设备具有不同焦点显示模式，绝大多数超声设备应用焦点来实施点聚焦，变换聚焦点在多个探头模式中都可以实现；部分超声设备利用多个连续焦点来实现条带状聚焦，极少数超声设备号称可实行全域聚焦。以点聚焦超声设备为例，常规扫查时，聚焦位置应该放在成像图中皮肤与胸廓图像间的前至中1/3位置处。当评价病灶时，聚焦位置最好放在病灶中央。通过2个、3个或者1个聚焦点的变化可以提高组织图像的分辨率（图1-3-8）。

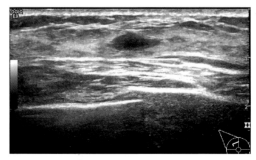
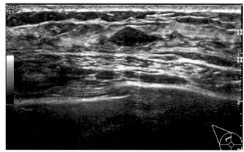

(A) 单个聚焦点或者窄的变焦范围应该放置在感兴趣区域或病灶的中间位置处

(B) 病灶处聚焦位置不恰当引起的伪影和图像模糊

图1-3-8　焦点的位置

焦点位置的不同对病变（低回声结节）边缘的显示明显不同

（4）灰阶增益调节　通过时间增益调节（TGC）可以弥补这一部分图像亮度的缺失，从而能清晰地显示深部的组织器官。灰阶增益调节要求能清晰显示正常的乳腺组织。增益的设置，以皮下脂肪层显示为中度的灰色而非黑色为参考（图1-3-9）。

（5）空间复合成像　实时空间复合成像是通过平均重叠在不同角度具有轻度差异的超声波而创造的单一超声图像。通过空间复合可以在图像中央显示病灶，可以更好地辨别其边缘（图1-3-10）。

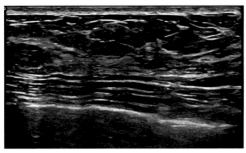

(A) 增益过低，图像显示不清晰　　　　　　(B) 增益适当，图像显示良好

图1-3-9　灰阶增益调节

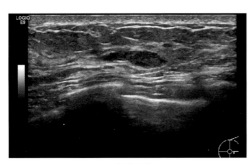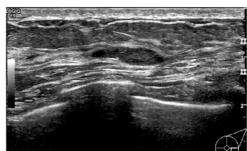

(A) 原始图像　　　　　　　　　(B) 加入空间复合成像后

图1-3-10　空间复合成像

通过空间复合可以在图像中央显示病灶（低回声结节），以更好地辨别其边缘

（6）血流成像　病变区域在进行血流成像评价时，其前提是必须获得足够清晰的二维影像。以彩色多普勒血流成像为例，在确定病变之后，首先需要选择合适的取样容积，即血流成像取样框的范围，取样容积的大小需包括病变本身及部分周边组织，原则上取样容积范围需大于病变各径线的3倍或包含病变周围1cm范围的正常组织（图1-3-11）。

乳腺病变内血流通常为较低速的血流，在进行彩色多普勒血流成像时，需注意彩色取样标尺的调节，通常彩色取样标尺为不大于5cm/s，特殊情况可调节至1cm/s或2cm/s。选择合适的彩色取样标尺的同时，也需注意彩色增益的调节，避免伪彩的出现或因彩色增益过低而致血流显示较差（图1-3-12）。

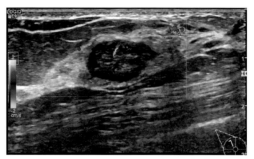

图1-3-11 取样容积

取样容积的大小包括病变本身及部分周边组织

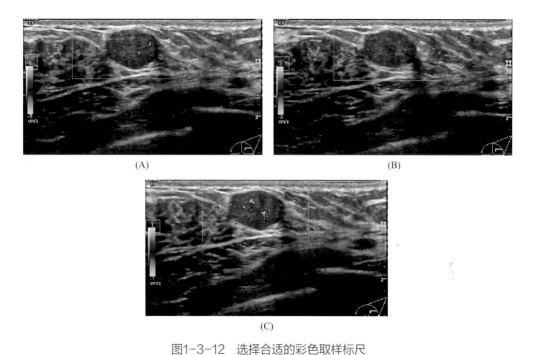

(A)

(B)

(C)

图1-3-12 选择合适的彩色取样标尺

(A)~(C)为不同速度标尺下病变内血流显示效果明显不同

因乳腺为浅表器官,彩色血流显示容易受加压力度影响,压力过大时,质地较软病变内的血流显示常因压力因素而显示不清;压力过小时,病变内血流显示容易受移动影响而出现伪彩。

(7)图像完整性 乳腺超声扫查过程中,需注意扫查图像的完整性,避免因局部探头接触不良或探头与接触面之间气泡存在所导致的局部图像缺失或不完整,避免因扫查图像不完整所导致的漏诊及误诊(图1-3-13)。

乳腺超声扫查过程中,图像的调节是必需的且时刻应用,其目的就是要保证优良的图像显示质量，以利于病变（肿块）特征的发现和辨别，以及超声 BI-RADS 分类的合理应用，以期进行病变（肿块）的规范有效管理。当然，在超声扫查过程中，除了合理规范的图像调节外，合理的检查压力以及稳定的操作等优良的检查操作手法也是必需的。

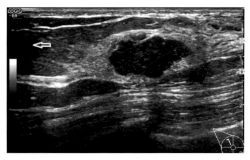 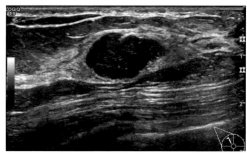

(A) 局部因探头接触不良所致局部图像显示缺失（箭头指示部）　　(B) 相同病灶重新调整接触面后图像显示良好

图1-3-13　图像显示完整性示意图

第四节　扫查方法

一、扫查步骤

检查时按双侧对照以乳头为中心向外做放射状（辐射状）扫查或由外向乳头做反辐射状扫查（图 1-4-1、图 1-4-2），以及横切面、纵切面、斜切面及双侧腋窝扫查。

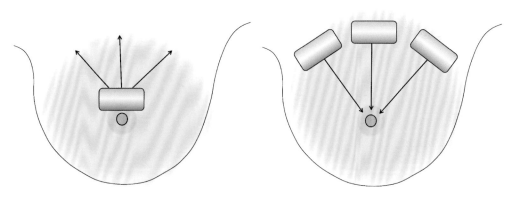

图1-4-1　以乳头为中心的辐射状　　　图1-4-2　以乳头为中心的反辐射状
　　　　　扫查示意图　　　　　　　　　　　　　扫查示意图

二、扫查中的注意事项

扫查过程中需注意扫查图像的连续及叠瓦式扫查（图1-4-3）。对于可疑病例应行纵横交错扫查，确定病变的有无，并观察病变的二维超声表现，如位置、大小、形态、方位、边缘、内部回声、后方回声等。发现病灶后，探头轻置病灶表面，使用彩色多普勒超声观察并评价病变部位的血流信号。

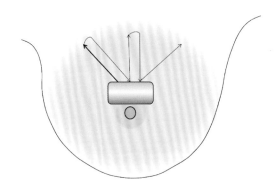

图1-4-3　连续叠瓦式扫查示意图

对乳头、乳晕处扫查时，因乳头、乳晕处组织致密，可致后方衰减（图1-4-4），乳头和乳晕深面为病变好发部位，需采用多方位斜切扫查，对乳头溢液特别是溢血的患者，应特别留意乳头本身回声的均匀性，乳头内和乳晕深面导管有无扩张、管壁是否光滑，管腔内有无异常回声，导管内或导管周围有无肿块（图1-4-5）。

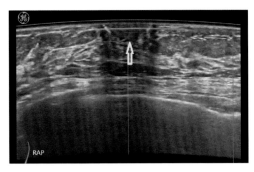

图1-4-4　乳头、乳晕后方衰减

乳头、乳晕处组织致密，可致后方衰减（ ），蓝色线条与绿色线条交叉处为乳头中央部

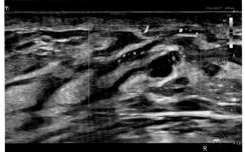

图1-4-5　乳头和乳晕深面斜切扫查

乳头后方导管局限性扩张，其内可见低回声肿块，超微血管成像（SMI）示肿块内可见丰富血流信号，病理：乳腺导管内乳头状瘤

超声探测时应注意被检妇女所处生理状态属于哪一时期，与健侧对照（图1-4-6），了解有无进行隆乳术、乳房再造术或其他乳腺手术等。

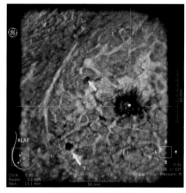
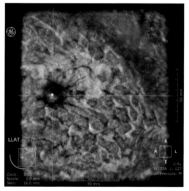

(A) 右侧乳腺外侧位 (B) 左侧乳腺外侧位

图1-4-6 双侧乳腺对照

图中黄色箭头指示部为病灶区；黄色标识点为乳头部

第五节 超声图像的记录与评价

一、乳腺超声切面图像的表示方法

在进行乳腺超声扫查时，需注意观察并记录：①乳腺导管系统形态结构，导管是否扩张；②乳腺腺体内是否有局限性病变，单发还是多发，特别当触诊或乳腺 X 线摄影发现有肿块或有密集微小钙化时，更应仔细检查是否存在局限性病变；③肿块的二维超声表现，包括位置、大小、形态、方位、边缘、内部回声、是否有微小钙化、后方回声、与周围结构关系等信息（详见第二章）；④肿块内部及周边的血流信息；⑤乳腺淋巴引流区是否有增大淋巴结，腋窝是否有副乳腺或其他病变；⑥ Cooper 韧带走行、结构是否有改变。

二、病变位置的记录

确定乳腺病变的位置及所处的解剖层次是乳腺病变描述的一项重要内容（图 1-5-1），

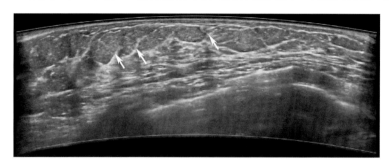

图1-5-1 注意乳腺的解剖层次及疾病发生的位置（箭头指示部为Cooper韧带）

目前乳腺病变的定位方法主要是象限定位法、时钟定位法或象限结合内中外带定位法，以及根据解剖层次进行定位的方法（图1-5-2），推荐使用时钟定位法。

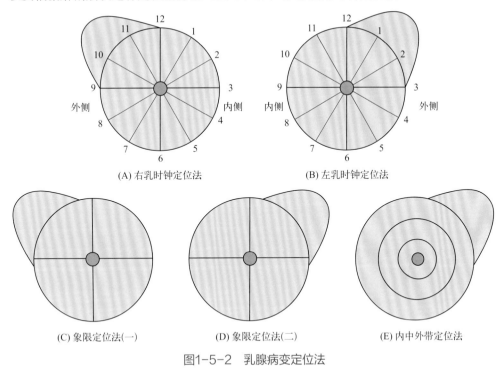

(A) 右乳时钟定位法 (B) 左乳时钟定位法

(C) 象限定位法(一) (D) 象限定位法(二) (E) 内中外带定位法

图1-5-2　乳腺病变定位法

三、乳腺病变的测量

乳腺病变的测量包括病灶（肿块）大小的测量、病灶（肿块）距乳头及皮肤层距离的测量，以及扩张导管内径的测量等。

在进行乳腺内病灶（肿块）大小的测量时，需寻找病灶（肿块）的最长轴，然后获得与最长轴切面正交的最大短轴切面并测量，测量时需注意沿病灶（肿块）长轴进行测量，而非图像的水平线进行测量（图1-5-3）。如有可能，每一病灶（肿块）都应给予3个测量值。进行新辅助化疗评价时，可使用三维容积探头成像，计算并报告病灶的容积。

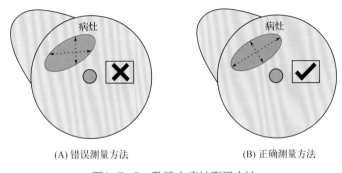

(A) 错误测量方法 (B) 正确测量方法

图1-5-3　乳腺内病灶测量方法

在进行乳腺内病灶（肿块）距离乳头的测量时，应选取放射状扫查切面，在同一图像上显示病变（肿块）及乳头部，测量病灶近乳头侧边缘至乳头近病灶（肿块）侧边缘的距离（图1-5-4）。病灶（肿块）与乳头的距离大于单切面可显示距离时，可选择应用宽景成像进行显示。

病灶（肿块）与皮肤层距离的测量，主要应用于确定病灶（肿块）在乳腺内的位置。测量要求选择病灶（肿块）最近皮肤层处，测量病灶（肿块）与最近处皮肤之间的距离。

乳腺内导管扩张时，需进行导管管径测量，测量乳腺内扩张导管管径时，取导管长轴切面，在导管最大内径处测量垂直于管壁的导管内径（图1-5-5）。

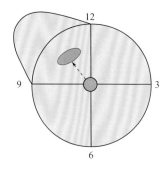

图1-5-4　乳腺内病灶距离乳头距离测量方法

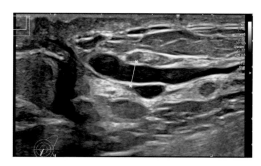

图1-5-5　乳腺内导管内径测量方法

第二章
乳腺病变超声管理

第一节　乳腺组织构成

　　乳腺背景的质地可能会影响扫查病灶的敏感性，ACR BI-RADS 将乳腺的背景分为以下几种。①均匀背景回声——脂肪型：乳腺组织主要由脂肪小叶和支持结构（Cooper 韧带）的均匀高回声带组成［图 2-1-1（A）］；②均匀背景回声——纤维腺体型：表现为低回声脂肪小叶下方的一层均匀纤维腺体回声［图 2-1-1（B）］；③不均匀背景回声：不均匀背景可以是局灶性的或弥漫性的，表现为多发小片状回声增强区域和减低区域相混杂，以年轻女性多见［图 2-1-1（C）］。

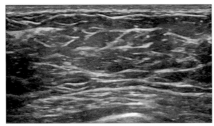

(A) 均匀背景回声（脂肪型）

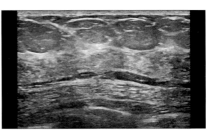

(B) 均匀背景回声（纤维腺体型）

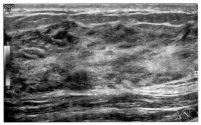

(C) 不均匀背景回声

图2-1-1　乳腺背景质地

第二节　乳腺肿块型病灶描述用语

一、形态

肿块的形态（shape）可分为圆形、椭圆形和不规则形。大部分良性肿瘤形态表现为椭圆形或圆形，而形态不规则多见于恶性肿瘤。①圆形：是指肿物形态呈圆形［图2-2-1（A）］；②椭圆形：是指肿物呈椭圆形［图2-2-1（B）］，可以包括2～3个起伏，即"浅分叶状"或大分叶状［图2-2-1（C）］；③不规则形：既不是圆形也不是椭圆形［图2-2-1（D）］。

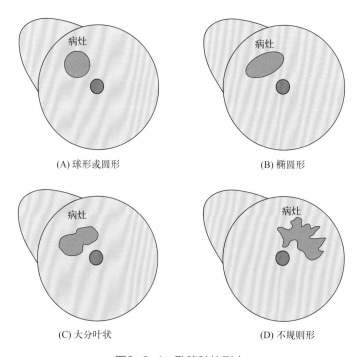

(A) 球形或圆形

(B) 椭圆形

(C) 大分叶状

(D) 不规则形

图2-2-1　乳腺肿块形态

二、方位

方位（orientation）指肿瘤的最大切面长轴相对于皮肤的方位关系，可分为平行和非平行。方位并不是评估肿物良恶性的一个独立特征。①平行：是指病变长轴与皮肤平行（"宽大于高"或水平生长，纵横比小于1）［图2-2-2（A）］，是大多数良性肿块的特征。②非平行：是指病变长轴未沿着皮肤平行生长（"高大于宽"或垂直生长，纵横比大于1）［图2-2-2（B）］，包括圆形。

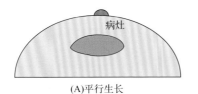

(A)平行生长

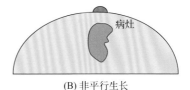

(B) 非平行生长

图2-2-2　乳腺肿块的方位

三、边缘

肿块的边缘（margin）可分为光整和不光整。良性肿瘤多表现为边缘光整，而恶性肿瘤多表现为边缘模糊、成角、细分叶或毛刺等边缘不光整的征象。①边缘光整：是指肿块有明确或清晰的边缘，肿块与周边组织形成鲜明的区分［图2-2-3（A）］。②边缘不光整：是指肿块具有1个以下特征，即模糊、成角、细分叶或毛刺。边缘模糊指肿块与周围组织之间没有明确的边界［图2-2-3（B）］；成角是指肿块边缘部分或全部向外生长形成的锐角［图2-2-3（C）］；细分叶是指肿块边缘形成齿轮状的起伏［图2-2-3（D）］；毛刺是指从肿块边缘伸出的锐利的细线。

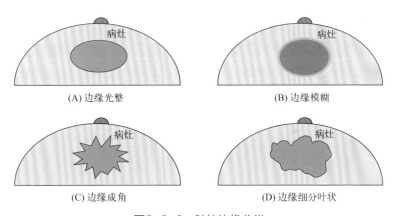

(A) 边缘光整

(B) 边缘模糊

(C) 边缘成角

(D) 边缘细分叶状

图2-2-3　肿块边缘分类

四、回声类型

回声类型（echo pattern）包括无回声、低回声、等回声、高回声、囊实性混合回声和不均匀回声。①无回声：是指内部无任何回声［图2-2-4（A）］。②低回声：是指与脂肪相比，整个肿物均呈低回声（例如复杂性囊肿或纤维腺瘤的回声特征）［图2-2-4（B）］。③等回声：是指具有与脂肪相当的回声特征［图2-2-4（C）］。④高回声：是指回声比脂肪层高或相当于纤维腺体组织［图2-2-4（D）］。⑤囊实性混合回声：是指肿物内包含无回声和有回声成分［图2-2-4（E）］。⑥不均匀回声：是指实性肿块内部包含多种回声类型［图2-2-4（F）］。

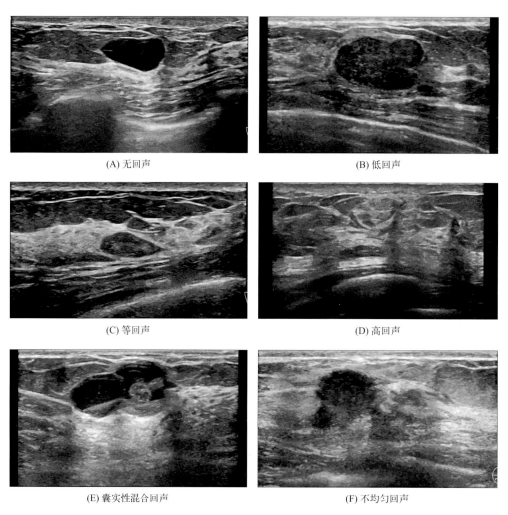

(A) 无回声

(B) 低回声

(C) 等回声

(D) 高回声

(E) 囊实性混合回声

(F) 不均匀回声

图2-2-4　回声类型

五、钙化

钙化（calcification）在超声图像上表现为强回声点或强回声斑。粗大钙化指直径≥0.5mm的强回声斑，微钙化指直径小于0.5mm的强回声点。2013版ACR BI-RADS分类不强调钙化的粗细，而是强调钙化的位置。①肿块内钙化：相对于纤维腺体组织，肿块内和导管内钙化更容易显示；粗大的钙化常伴声影［图2-2-5（A）～（D）］。②肿块外钙化：和位于肿块内部的钙化相比，超声不容易发现位于脂肪和纤维腺体组织内的钙化［图2-2-5（E）、（F）］。③导管内钙化：沿着导管内分布的密集钙化是乳腺导管内癌的主要表现。

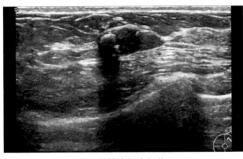

(A) 肿块内粗大钙化

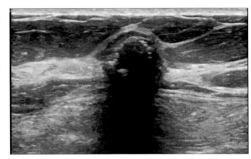

(B) 肿块边缘部斑块状钙化

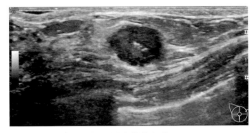

(C) 肿块内簇状钙化
[病理为浸润性癌（非特殊类型）]

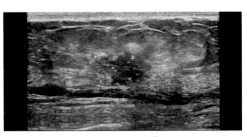

(D) 肿块内点状钙化
[病理为浸润性癌（非特殊类型）]

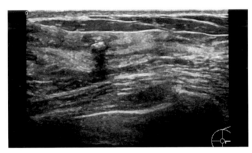

(E) 腺体内粗大钙化

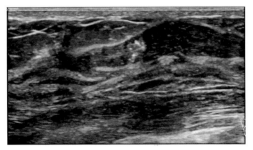

(F) 腺体内簇状钙化（病理为乳腺腺病，内见钙化）

图2-2-5　钙化超声图像

六、后方回声

后方回声包括后方回声增强、声影、混合性改变和无改变。①增强：是指后方回声增强［图 2-2-6（A）］。②声影：是指后方回声衰减，侧方声影不包括在内［图 2-2-6（B）］。③混合性改变：指具有一个以上的后方回声特征，既有声影又有后方回声增强特征［图 2-2-6（C）］。④无改变：是指无后方声影或后方回声增强［图 2-2-6（D）］。后方回声增强可存在于良性及恶性肿块，肿块后方回声衰减在浸润性癌中约占 60%。但后方回声增强和无改变对于肿块的良恶性鉴别诊断无价值。

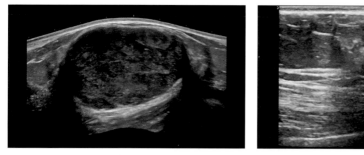
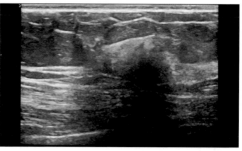

(A) 后方回声增强　　　　　　　　　　　(B) 后方声影

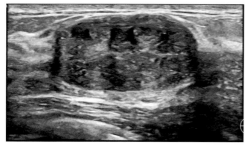
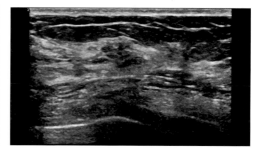

(C) 后方回声混合性改变　　　　　　　　(D) 后方回声无改变

图2-2-6　后方回声类型

七、结构扭曲

结构扭曲（architectural distortion）表现为肿块周围组织受压、病灶浸润破坏组织层次、牵拉或增厚 Cooper 韧带、导管回声异常以及高回声晕环（图 2-2-7）。

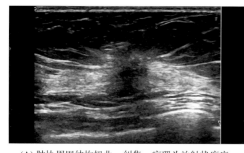
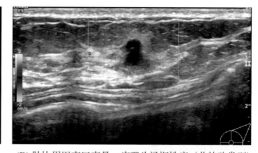

(A) 肿块周围结构扭曲、纠集，病理为放射状瘢痕　　(B) 肿块周围高回声晕，病理为浸润性癌（非特殊类型）

图2-2-7　结构扭曲

八、导管改变

正常乳腺导管像树枝般平滑、规则、逐级分叉，从乳头到外周实质逐渐缩小 ［图

2-2-8（A）]。异常导管的改变主要表现为囊性扩张、导管管径和／或树枝状分枝不规则扩张［图2-2-8（B）]，以及导管内存在肿块［图2-2-8（C）、（D）]、血栓或者碎屑。

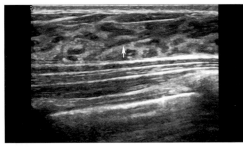

(A) 正常乳腺导管（→）

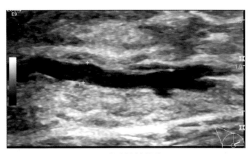

(B) 乳腺导管扩张

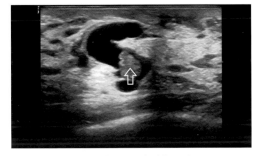

(C) 乳腺导管内低回声肿块（⇨）

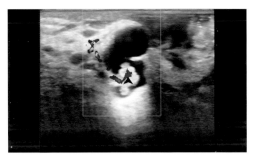

(D) 扩张乳腺导管内低回声肿块内可见血流信号（▲）

图2-2-8　乳腺导管改变

九、皮肤改变

（1）皮肤增厚　指皮肤局限性或弥漫性增厚。正常皮肤厚度小于2mm，乳晕区域及乳房下皱襞，正常皮肤厚度可达4mm［图2-2-9（A）、（B）]。恶性肿瘤侵犯至皮肤层［图2-2-9（C）]或乳腺炎［图2-2-9（D）]等均可致乳腺皮肤层增厚。

（2）皮肤回缩　指皮肤表面凹陷、被牵拉等改变。

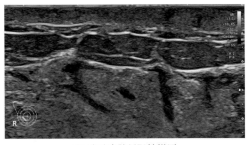

(A) 乳腺皮肤局限性增厚

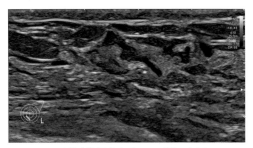

(B) 正常皮肤厚度小于2mm（同一患者）

图2-2-9

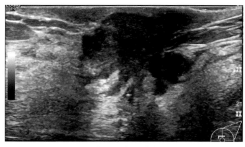 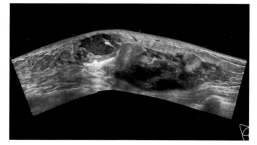

(C) 乳腺癌侵犯皮肤致皮肤增厚　　　　　　(D) 肉芽肿性乳腺炎皮肤层水肿增厚

图2-2-9　乳腺皮肤改变

十、水肿

皮下软组织水肿超声表现为周围组织回声增加，呈现由低回声线构成的网状特征表现（图2-2-10）。

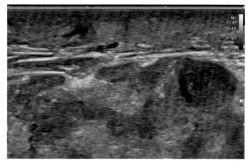 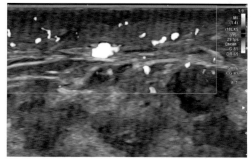

(A) 皮肤层及皮下组织水肿增厚　　　　　　(B) 内见丰富血流信号（同一患者）

图2-2-10　乳腺水肿

十一、血供

根据肿瘤内的血流状况，可将肿瘤内血流分为以下几种。①无血供：囊肿是最常见的无血流病变［图2-2-11（A）］，某些实性肿块也可以是无血供的［图2-2-11（B）］。②内部血供：指血管位于肿块内部［图2-2-11（C）］。③边缘血供：血管位于肿瘤边缘，在肿块周围形成一个完整或不完整的环［图2-2-11（D）］。

十二、弹性评估

弹性成像分为助力式弹性成像［图2-2-12（A）］及剪切波弹性成像［图2-2-12（B）］。弹性成像的描述用词包括质软、质中、质硬，也包括具体的弹性测值及弹性分布描述。一般认为良性肿块质地较软，恶性肿块及其周围组织较硬。2013版ACR BI-RADS分类中指出，肿块形状、边缘和回声类型等特征对于肿块良恶性预测的价值远超肿块软硬程度。诊断时，弹性成像结果不能凌驾于更具有预测价值的形态特征之上。

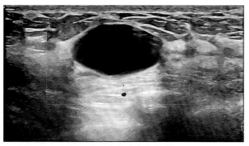

(A) 无回声内无血流信号

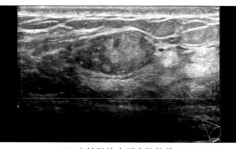

(B) 实性肿块内无血流信号

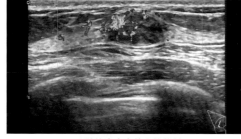

(C) 肿块内丰富的血流信号

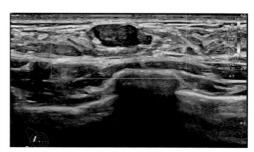

(D) 肿块周围血流信号

图2-2-11　肿瘤血供

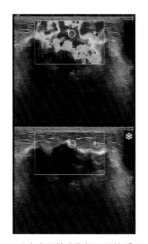

(A) 助力式弹性成像提示肿块质硬

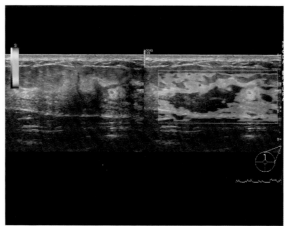

(B) 剪切波弹性成像提示肿块质软

图2-2-12　肿块弹性评估

十三、特殊征象

（1）单纯囊肿　表现为椭圆形、边缘光整、无回声、后方回声增强的囊性病灶［图 2-2-13（A）］。

（2）簇状小囊肿　簇状小囊肿是指簇状微小无回声病灶，每个病灶直径小于 2 ~ 3mm，分隔厚度小于 0.5mm，内无实性成分［图 2-2-13（B）］。

（3）复杂性囊肿　复杂性囊肿最常见的特征是内部呈均匀低回声，也可具有液 - 液或液 - 碎屑平面，并且随体位改变移动［图 2-2-13（C）］。

（4）皮肤内或表面肿块　皮肤内或表面肿块临床上很容易发现，包括表皮样囊肿 ［图 2-2-13（D）］、瘢痕疙瘩、痣和神经纤维瘤以及副乳头。

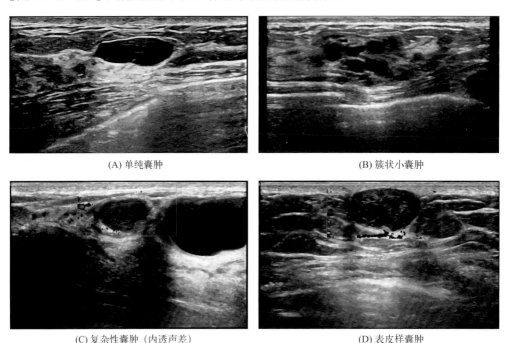

(A) 单纯囊肿

(B) 簇状小囊肿

(C) 复杂性囊肿（内透声差）

(D) 表皮样囊肿

图2-2-13　乳腺囊肿超声图像

（5）异物（包括植入物）　包括用于标记的夹［图 2-2-14（A）］、线圈、导丝、导 管套、硅胶［图 2-2-14（B）］，金属或创伤导致的玻璃异物等。

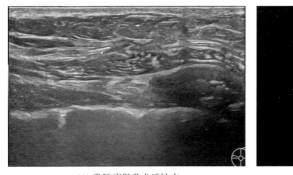

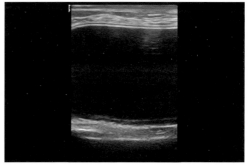

(A) 乳腺癌保乳术后钛夹

(B) 乳腺硅胶假体植入术后

图2-2-14　乳腺内异物超声图像

（6）乳腺内淋巴结　乳腺内淋巴结呈类肾形，具有高回声的门和周边低回声的皮质（图2-2-15）。

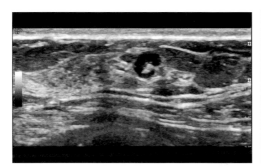
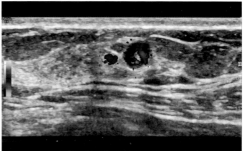

(A) 乳腺内淋巴结　　　　　　　(B) 内见丰富淋巴结门型血流信号（同一患者）

图2-2-15　乳腺内淋巴结超声图像

（7）腋窝淋巴结　腋窝淋巴结呈类肾形，具有高回声的门及髓质部和周边低回声的皮质［图2-2-16（A）、（B）］。良性淋巴结具有典型的类肾形淋巴结回声，而恶性淋巴结因肿瘤侵蚀，淋巴结髓质部高回声部分或完全消失［图2-2-16（C）］。

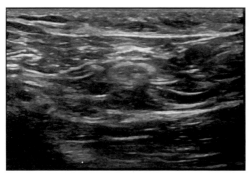
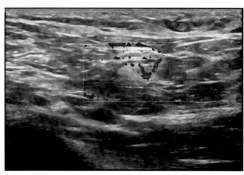

(A) 腋窝淋巴结　　　　　　　　　(B) 内见少量淋巴结门型血流信号

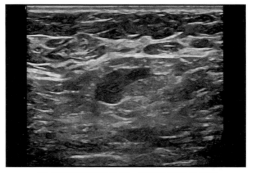

(C) 乳腺癌淋巴结转移，淋巴结门结构偏移

图2-2-16　腋窝淋巴结超声图像

（8）血管异常　包括动静脉畸形 / 假性动脉瘤及蒙多病（胸壁浅表血栓性静脉炎）（图 2-2-17）。

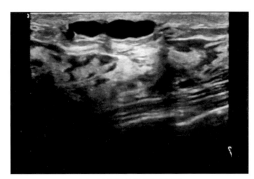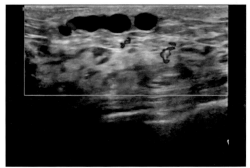

(A) 皮下长条状无回声区　　　　　　　　　　　(B) 内未见明显血流信号

图2-2-17　血管异常超声图像（蒙多病）

（9）术后积液　典型的术后改变包括术后积液或血肿 [图 2-2-18（A）]。术后瘢痕组织通常表现为不规则形低回声灶，边缘不光整，部分伴有周围组织结构扭曲，需与恶性病灶鉴别 [图 2-2-18（B）]，特别是在微创治疗后复查的患者，皮肤没有切口作为提示。为了避免不必要的活检，对于治疗后的乳腺评估应参考术前的超声检查及手术记录等资料。

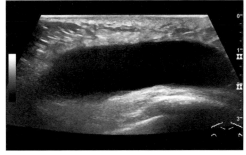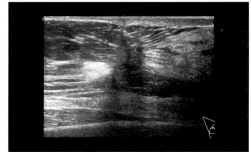

(A) 乳腺癌术后积液　　　　　　　　　(B) 乳腺肿块术后瘢痕（需与恶性病灶鉴别）

图2-2-18　乳腺疾病术后超声图像

（10）脂肪坏死　脂肪坏死无论是单发还是多发、伴或不伴钙化，在乳腺 X 线上呈典型的良性表现（超声则不一定），通常最后评估为良性（BI-RADS 2 类）。因此，当超声检查怀疑脂肪坏死，或者更多的一些超声特征提示可能为脂肪坏死时，应进一步行乳腺 X 线检查，这样才能做出最终诊断，但超声可以提供更多的病灶内部特征，如液化（图 2-2-19）。

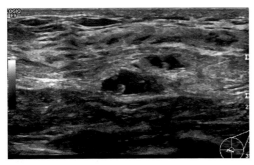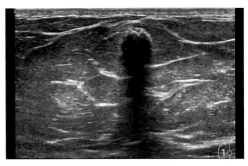

(A) 自体脂肪移植术后局限性脂肪坏死，乳房后间隙片状　　(B) 自体脂肪移植术后，腺体前方植入的脂肪坏死，
无回声区（脂肪坏死区）　　　　　　　　　　　坏死区呈强回声，伴后方声影

图2-2-19　脂肪坏死超声图像

第三节　乳腺非肿块型病变

　　乳腺非肿块型病变是指在 2 个或多个成像平面中具有可辨别的超声发现，但缺乏肿块的三维性或显著性，如特征性的边缘或形状。虽然"非肿块"一词并未在现行的 BI-RADS 中使用，但导管改变和结构扭曲等非肿块异常已被包含在内；此外，钙化是一个单独的主要类别；囊肿和簇状小囊肿包括在特殊病例类别中。

　　非肿块异常的超声表现可分为五种亚型（见表 2-3-1）：①乳腺导管异常；②乳腺低回声区；③结构扭曲；④多发小囊肿；⑤低无回声区的孤立钙化灶。虽然有些病例仅表现以上五种亚型中的一种，但许多病例表现为五种亚型的混合。虽然非肿块异常可能与肿块并存，但上述表现通常是作为没有肿块形成时的孤立发现被描述。

表2-3-1　JABTS指南五种非肿块异常亚型的定义和鉴别诊断

类别	定义	鉴别诊断	
		良性	恶性
乳腺导管异常	导管的特性如口径、管壁厚度或规则性与正常导管不同	乳腺导管内乳头状瘤、导管上皮增生症、单纯乳腺导管扩张症	DCIS、以导管内癌为主的浸润性导管癌、浸润性导管癌
乳腺低回声区	与周围对侧正常乳腺组织性质不同的低回声区，不符合肿块标准	导管上皮增生症、纤维化、放射状瘢痕、复杂硬化性病变及乳腺硬化性腺病、乳腺炎	DCIS、以导管内癌为主的浸润性导管癌、浸润性导管癌、浸润性小叶癌、炎性乳腺癌
结构扭曲	乳腺内一处或局部区域集中收紧/扭曲	乳腺硬化性腺病、复杂硬化性病变、术后瘢痕、脂肪坏死、肉芽肿性乳腺炎、纤维化	DCIS、浸润性导管癌、浸润性小叶癌
多发小囊肿	在乳腺中观察到多发毫米大小的小囊肿	乳腺纤维囊性改变、乳腺黏液囊肿样改变	DCIS
低无回声区的孤立钙化灶	孤立性斑点状强回声灶，无导管异常、低回声区或扭曲	乳腺纤维囊性改变、导管上皮增生症	DCIS、以导管内癌为主的浸润性导管癌

　　注：JABTS—Japan Association of Breast and Thyroid Sonology；DCIS—导管原位癌。

病变呈节段性分布时，有助于病变的恶性预测，如果是恶性的，组织学更可能是原位癌（而不是侵袭性癌）。非肿块型病变出现外壳回声、结构扭曲、后方阴影、血管过多、导管延伸或导管异常变化、钙化时，则提示病灶恶性风险高。病变区域内出现小囊肿时，则提示良性可能。

临床症状和体征的改变有助于病灶的鉴别，如乳头溢液或可触及病变时，病变为恶性肿瘤的概率增加。

当其影像学特征与高概率恶性肿瘤的影像学模式相关时，提示病变的恶性风险较高，如乳房 X 线检查时的结构扭曲或不对称、乳腺造影或 MRI 异常增强等。

第四节　乳腺超声BI-RADS分类

2013 版乳腺 BI-RADS（Breast Imaging Reporting and Data System）分类即美国放射学会（ACR）创立并推荐的"乳腺影像报告和数据系统"中采用的表示乳腺改变的标准。乳腺超声检查 BI-RADS 分类报告标准如下。

（1）0 类（category 0）　指采用超声检查不能全面评价病变，需要进一步行其他影像学检查以诊断。例如：①有乳头溢液、局部区域出现不对称的腺体增厚、皮肤及乳头改变等临床表现，超声无征象者。②超声探及散在强回声点，需乳腺 X 线检查明确为钙化或结晶者。③超声检查及 X 线检查均无特征，需鉴别乳腺癌保乳术后形成的瘢痕与复发病灶时，推荐 MRI 检查。

（2）1 类（category 1）　指阴性或正常。超声检查未见异常改变，有把握判断为正常，建议随诊（一年）。例如：无肿块、无结构紊乱、无皮肤增厚、无微钙化。

（3）2 类（category 2）　指良性征象。基本上可以排除恶性，建议根据年龄及临床表现随诊（一年一次）。例如：①单纯性囊肿；②乳腺内淋巴结（也可能属于 1 类）；③乳腺假体植入；④多次复查超声检查图像变化不大，年龄 < 40 岁的纤维腺瘤或首次超声检查年龄 < 25 岁的纤维腺瘤、手术后瘢痕复查 2 年以上图像无变化；⑤脂肪小叶。

（4）3 类（category 3）　指可能良性征象。恶性的危险性 < 2%，建议短期随访（3 ～ 6 个月）及其他检查。例如：①年龄 < 40 岁的实性椭圆形、平行生长、边缘光整的肿块，良性可能性大，恶性的危险性 < 2%。②考虑纤维瘤可能性大：实性肿块呈椭圆形、边缘光整、平行生长。经过连续 2 ～ 3 年的复查可将原先的 3 类（可能良性）改为 2 类（良性）。③多发性复杂囊肿或簇状小囊肿。④瘤样增生结节（属不确定一类）。

（5）4 类（category 4）　指可疑异常。恶性的危险性为 2% ～ 95%，需要病理学检查。根据其恶性危险性的不同，又可将其分为以下 3 个亚型。① 4A：危险性为 2% ～ 10%，实性肿块的超声表现有非良性表现（1 ～ 2 项），需要病理学检查。其病理报告不期待是恶性的，在良性的活检或细胞学检查结果后常规随访 6 个月是合适的。② 4B：危险性为 10% ～ 50%，包括中等可疑恶性的病变。③ 4C：危险性为

50%～95%，表示可疑恶性的病变，尚不具备如 5 类那样的典型恶性特点。

（6）5 类（category 5） 指高度可疑恶性。恶性的危险性＞95%。超声有特征性异常征象（恶性征象＞3 项），建议做病理学检查。

（7）6 类（category 6） 指已活检证实为恶性。这一分类用在活检（包括穿刺活检、切除活检、微创活检）已证实为恶性但还未进行外科治疗的影像评价上。主要是评价先前活检后的影像改变，或监测新辅助化疗病变手术前的影像改变。

BI-RADS 分类目的：①便于不同影像学科之间的沟通；②有利于超声医生与临床医生沟通，有助于临床医生对病变处理做出合理的选择；③有助于乳腺癌的早期筛查及乳腺超声检查的随访监测。

影像学中判断的乳腺疾病程度，还需要临床医生结合具体情况做出综合分析，再给出诊疗建议。超声检查具有无创、简便、灵敏度较高的特点，对乳腺肿块的滋养血管有良好的反应，但不足之处是诊断水平因个人手法、认知技巧有较大差异，超声 BI-RADS 分类可相对客观地对肿瘤进行评价，在乳腺癌普查中具有较高的临床应用价值。

第五节　乳腺超声检查报告

一、检查报告的格式

检查报告内容包括患者的基本信息、超声报告图像部分、超声报告文字描述内容、超声诊断意见以及签字落款。

二、检查报告的书写

采用 BI-RADS 分类标准术语进行描述。发现病灶时描述内容应包括钟点位置、距离乳头的距离、测量数值、形态、生长方式、边缘、回声类型、有无钙化、后方回声、彩色多普勒和弹性成像等信息，并根据超声图像特征和检查者的经验给予超声 BI-RADS 评估分类。

对于乳腺内多种疾病共存的超声报告的书写，应遵循不同分类疾病分开描述的原则。而对于具有相同声像学特点、其超声 BI-RADS 分类相同的病灶可进行统一描述。在描述的过程中，应注意可能良性病灶，以遵循是否需要进行临床处理为原则，对于需要或可能需要进行临床处理的病灶需对病灶的大小及方位进行叙述。但对于多发的、超声图像相似的囊性或实性肿块，考虑为良性病变时，只选择最大病灶即可，无需一一描述。

值得注意的是，对于可能恶性或不排除恶性可能的病灶，不论病灶大小以及是否存在相同病理可能的病灶都需进行单独详细描述，并且需要描述区域淋巴结情况。

对于多种分类疾病并存时，要注意报告书写中的前后排序，可根据 ACR BI-RADS

分类标准中关于分类异常程度的高 - 低顺序进行书写（表 2-5-1）。在分类异常程度顺序表中，要注意 BI-RADS 0 类以及 BI-RADS 6 类所处的位置。

表2-5-1　ACR BI-RADS分类异常程度顺序表

BI-RADS 评估分类	分类异常程度
1	低
2	
3	
6	
0	↓
4	
5	高

三、检查医师填写报告内容举例

【乳腺多发囊肿】

双侧乳腺组织呈不均匀腺体型 / 均匀腺体型 / 脂肪型，双侧乳腺层次欠清晰，腺体组织回声增粗、紊乱。双侧乳腺导管不均匀增粗。

双侧乳腺内可见多个无回声区，范围__~__mm ；形态规则，边缘光整，后方回声增强，浅筋膜层回声连续，其中较大者大小及位置约：__mm×__mm×__mm（左 / 右乳__点距乳头__mm）、__mm×__mm×__mm（左 / 右乳__点距乳头__mm）、__mm×__mm×__mm（左 / 右乳__点距乳头__mm）、__mm×__mm×__mm（左 / 右乳__点距乳头__mm）。CDFI ：上述无回声区内及其周边未见明显血流信号。

余双侧乳腺未见明显实性肿块回声。CDFI ：余双侧乳腺未见明显异常彩色多普勒血流信号。

双腋下未见明显肿块回声。

超声诊断：

双乳多发无回声区，BI-RADS 2 类（考虑乳腺多发囊肿声像）。

【乳腺纤维腺瘤】

双侧乳腺组织呈不均匀腺体型 / 均匀腺体型 / 脂肪型，双侧乳腺层次欠清晰，腺体组织回声增粗、紊乱。双侧乳腺导管未见明显扩张。

双侧乳腺内可见多个低回声肿块，范围__~__mm ；形态规则，平行生长，边缘光整，内回声尚均匀，未见点状强回声，后方回声增强，浅筋膜层回声连续，其中较大者大小及位置约：__mm×__mm×__mm（左 / 右乳__点距乳头__mm）、__mm×__mm×__mm（左 / 右乳__点距乳头__mm）、__mm×__mm×__mm（左 / 右乳__点距乳头__mm）、__mm×__mm×__mm（左 / 右乳__点距乳头__mm）。CDFI ：上述低回声肿块内及其周边未见明显血流信号。

双腋下未见明显肿块回声。

超声诊断：

双乳多发实性低回声肿块，BI-RADS 3 类（考虑乳腺纤维腺瘤可能）。

【乳腺癌】

双侧乳腺组织呈不均匀腺体型 / 均匀腺体型 / 脂肪型，双侧乳腺层次欠清晰，腺体组织回声增粗、紊乱。双侧乳腺导管未见明显扩张。

左 / 右乳__点距乳头__mm 可见低回声肿块，大小约：__mm×__mm×__mm，形态不规则，边缘不光整，呈毛刺状，局部成角变形，非平行生长，内回声不均匀，可见散在点状强回声，后方回声衰减，浅筋膜层回声中断，结构扭曲。CDFI：肿块内部及其周边可见较丰富血流信号。

余双侧乳腺未见明显实性肿块回声。CDFI：余双侧乳腺未见明显异常血流信号。

左 / 右腋下可探及淋巴结回声，大小约：__mm×__mm×__mm，边界清晰，皮质增厚，淋巴结门结构不清。CDFI：内见较丰富血流信号。左 / 右腋下未见明显肿块回声。

超声诊断：

左 / 右乳__点实性低回声肿块，BI-RADS 5 类。

左 / 右腋下淋巴结肿大（结构异常），考虑转移性淋巴结可能。

第三章

正常乳腺超声检查

第一节　乳腺解剖与组织结构

一、乳腺的大体解剖

乳腺位于胸前部，内侧达到同侧的胸骨缘，外侧为同侧的腋中线，上缘到第 2 肋骨水平，下缘到第 6 肋骨水平，大部分乳腺组织位于胸大肌的表面，小部分乳腺组织位于前锯肌、腹外斜肌及腹直肌前鞘的表面，有时乳腺可向外上方延伸至腋窝，成为乳腺的外侧突，又称为 Spence 腋尾（Spence axillary tail），应与腋窝的副乳相鉴别，当其内有小叶增生或纤维腺瘤时，应与腋窝的肿大淋巴结相鉴别。

二、乳房的组织结构

乳房由乳腺组织、结缔组织以及脂肪组织共同组成，乳腺组织内又包含纤维结缔组织组成的间质和乳腺的小叶导管系统所组成的实质（图 3-1-1）。乳腺小叶是构成乳腺的基本单位，由终末导管、腺泡及乳腺小叶内间质组成。

乳腺本质上是一种复管泡状腺体，通常认为由 10 ～ 15 个末梢膨大的腺泡、与腺泡相连续的腺泡管及与腺泡管相连接的终末导管共同组成了乳腺小叶，许多的乳腺小叶构成乳腺腺叶，15 ～ 20 个乳腺腺叶构成乳腺的实质。

乳腺的导管系统是构成乳腺实质的重要结构，是乳腺腺泡分泌乳汁的排出通道，与腺泡直接相通的导管为腺泡管；每一个终末导管引流 20 ～ 40 个乳腺小叶组成的腺叶。每个乳腺小叶由 10 ～ 100 个腺泡或管状囊状分泌小体组成。乳腺导管（输乳管）在近乳头部与一个梭形膨大相连续，成为乳管壶腹部（或称为输乳窦），乳管壶腹部之后可能会出现一个短距离的狭窄部，然后导管会延伸到乳头区。每个腺叶由一个导管系统引流，经输乳窦开口于乳头，每个输乳窦接受一个直径不超过 2mm 的乳腺导管。乳腺小叶是乳腺的解剖和功能基本单位，腺泡是基本的分泌单位（图 3-1-2）。

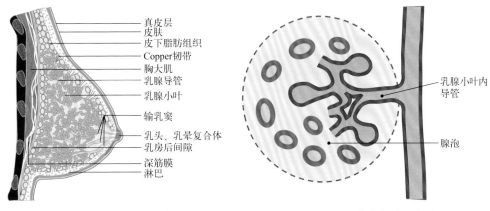

| 图3-1-1 乳腺结构示意图 | 图3-1-2 乳腺小叶示意图 |

乳头、乳晕位于乳腺的中央区，乳头是各乳腺腺叶的乳腺导管开口的汇聚点，故乳头上有 15～20 个乳腺导管开口，与乳腺腺叶的排列方式相似，乳腺导管从周围呈放射状向乳头汇聚，到达乳头下方后转向前进入乳头。乳晕部含乳晕腺（又称Montgomery 腺），其结构介于汗腺与乳腺之间，常呈小结节状突出于乳晕的表面，可分泌油脂样物质保护乳头、乳晕。此外，乳晕还富含皮脂腺、汗腺和毛囊。

第二节　乳房的生理性改变及声像图

一、乳房生理性改变

乳腺自胎儿发生到老年退缩均受内分泌的影响，10 个初生婴儿中有 6 个会出现乳腺某种程度的生理活动，如乳头下肿胀、硬结，乳头内挤出乳汁样的分泌物等。一般出生后 3～4 天出现，1～3 周后消失，这是由于母体的激素进入婴儿体内所致。

乳房发育是女性第二性征发育的开始，也是青春期萌发的信号，历时 2～5 年。在性激素的作用下，女孩乳房开始发育，由于受遗传、环境、营养、体质等多方面因素影响，女孩青春期萌发的年龄个体差异很大，一般情况下，从 8～14 岁出现乳房增大都是正常的。经常食饮含有激素的饮料和食品的女童，乳腺常常提早发育。一般在乳腺发育成熟时，尚有 1/3 的人无月经。月经的开始为性器官和乳腺成熟的标志。

女性乳腺开始发育时，整个乳腺、乳晕、乳头都相继增大，乳头和乳晕的色泽加深，1 年以后在乳头下可触及盘状物，少数可由单侧开始，易被误认为肿瘤。乳腺发育成均匀的圆锥形，一般乳头与乳晕的发育成比例，但乳晕的发育与乳腺的发育更为密切，此期整个乳腺的增大主要是纤维组织和皮下脂肪增多所致。部分女童可伴有乳腺疼痛，但随着年龄的增加，其疼痛可缓解。上述变化都是在雌激素的影响下出现的，若雌激素刺激过强，就可引起乳腺的全面肥大或局部形成纤维腺瘤，因此，青春期也是乳腺纤维腺瘤的好发年龄段（图3-2-1）。

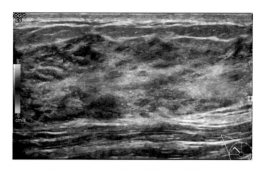

图3-2-1　青春期正常乳房声像彩图

男性乳腺发育晚于女性，部分男孩此期可见乳腺较以前突出，乳头下可触及纽扣大小的硬结，有轻度疼痛，一般在1年或1.5年后逐渐消失，若继续发展，则属于一种病理性改变，称为男性乳腺发育。

月经期与乳腺周期性变化的关系甚为密切。在雌激素和孕激素的作用下，腺体的形态和组织学结构呈周期性变化。这种周期性变化分为增生期、分泌期和月经期三个阶段。

① 增生期：是指从月经第7～8天的卵泡期至第15～21天的黄体期，表现为乳腺导管延伸增长，管腔扩大，导管上皮细胞肥大增生，末梢导管分支增多、扩张构成新的小叶；导管周围组织水肿、淋巴细胞浸润、血管增多、组织充血。

② 分泌期：是指月经第22天至下次月经期前，表现为乳腺小叶内腺泡上皮肥大增生，有少许分泌物在导管及腺泡内存留，导管周围组织水肿，淋巴细胞浸润，临床上表现为乳腺增大、发胀、质韧，触之呈小结节状，有时伴轻度疼痛和压痛，甚至可有少量乳头溢液。

③ 月经期：是指行经开始至结束。月经来潮后，雌激素和孕激素水平迅速下降，乳腺导管末端和乳腺小叶明显复原退化，乳腺导管的分支也会萎缩。此期乳房胀痛等症状减轻或消失。也有的在增生后不再退化复原，形成乳腺增生症。

乳腺在妊娠期变化明显。在妊娠期，黄体与胎盘的性激素水平显著升高，外加胎盘催乳素及绒毛膜促性腺激素的作用，促使腺泡显著生长；妊娠第5～6周后，乳腺开始增大，在妊娠中期增大最明显，此时可见皮下静脉曲张，有时皮肤出现白纹，同时乳头增大、乳晕扩大、乳头和乳晕色素沉着，此种色素日后常不能完全消退。乳晕部表皮增厚，在乳晕内有12～15个隆起，是乳晕腺的位置，类似皮脂腺，此时开始分泌皮脂为婴儿哺乳做准备。

乳腺各部分的改变并不一致，有的发育较快，有的发育较慢，有的甚至未见发育，但在妊娠期可得到充分发育。这种发育的不平衡使乳腺将来可能演变成为乳腺囊性病变，凡是乳腺大部分未获得充分发育者，在哺乳期将有乳汁分泌不足现象。初乳可见于妊娠中期，但正式泌乳多在产后1～4天开始。产后到正式泌乳期间，乳腺明显胀硬，并伴有不同程度的胀痛。

　　一旦哺乳开始，胀痛即消失，乳汁的分泌量与妊娠期间乳腺小叶发育的程度有关，即使同一个人，左右乳腺的分泌量也不尽相同。一旦哺乳状态确立，只要乳汁被规律性地从乳房排出，乳汁分泌可以持续存在；乳汁淤滞48h后，乳汁合成速度迅速下降。哺乳后乳腺复旧由断奶开始，由局部机械性因素导致腺泡扩张和毛细血管堵塞而促发。乳腺在断奶数月后大致恢复原状，常见残余性乳汁分泌，偶可持续数年。残余性乳汁分泌者容易引起继发感染。在乳腺的复旧过程中，结缔组织的退化是有限的，尽管分支腺泡结构在数量上减少，但乳腺导管结构基本上保持完整。妊娠和哺乳可促使良性或恶性乳腺肿瘤加速发展，也可使囊性增生病变消退。

　　绝经期乳腺开始全面萎缩，乳腺虽因脂肪沉积而外观仍显肥大，但腺体萎缩，纤维组织则显著增加。50岁以后乳腺导管周围纤维组织愈来愈多、硬化，小叶导管和血管闭塞，且时有钙化现象（图3-2-2）。

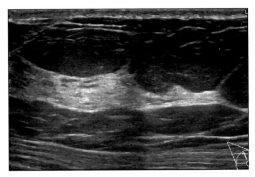

图3-2-2　绝经期正常乳房二维声像图

　　哺乳后乳腺复旧与绝经后乳腺退化的本质区别在于后者乳腺小叶和小叶导管数量都有所减少。

二、乳房的生理性改变声像图

　　初生婴儿出现乳腺某种程度的生理活跃时，超声表现为乳头后方少量腺体回声。

　　青春期乳腺超声改变：大多数双侧乳腺发育基本对称，青春期乳腺主要结构是腺体层，对于皮下脂肪菲薄的女性，乳腺悬韧带（Cooper韧带）不易显示，中央区回声较外带腺体层回声相对较低，导管通常不显示。随年龄增加，中央区弱回声范围逐渐减小。大多数青春期女性乳腺中央区表现为粗大的强弱相间回声，外带表现为相对细密的强弱相间回声。

　　妊娠、哺乳期由于腺泡和导管显著增生，腺体层明显增厚，哺乳期乳腺中央区可见扩张的乳腺导管，内径为2～4mm，管壁薄而光滑，管腔内为无回声，显示清楚（图3-2-3）；乳腺内血管增多、增粗，血流速度加快（图3-2-4）。终止哺乳后，发生退化性改变，腺体层较哺乳期变薄，回声增强或强弱相间。

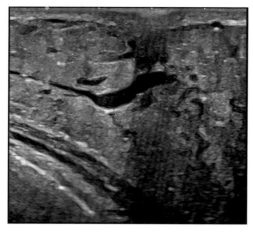

图3-2-3　哺乳期乳房二维声像图（导管扩张）

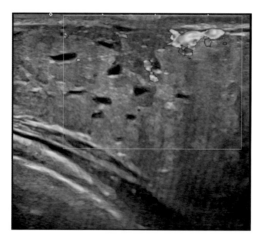

图3-2-4　哺乳期乳房声像彩图（血供丰富）

　　绝经期乳腺超声改变：皮下脂肪层明显增厚，腺体萎缩变薄，回声致密、增高，腺体层与脂肪层间界限清晰。

第四章

常见乳腺良性疾病

第一节　乳腺囊肿

【临床特点】

由于乳腺导管上皮增生、乳腺结构不良、炎症、肿瘤的压迫等原因，造成乳腺腺叶、小叶导管上皮脱落或其他物质阻塞导管以后，致使分泌物排出不畅而淤滞在导管内，最终导管扩张形成囊肿。囊肿可继发感染，导致急性乳腺炎或乳腺脓肿；如果不继发感染，亦可长期存在，随时间的推移，囊内水分逐渐吸收，囊内容物变稠，而使囊肿变硬。乳腺囊肿最常见的是乳腺积乳囊肿、单纯囊肿。

【扫查要点】

反复多切面扫查，注意无回声区与周围组织及导管之间的关系，以及无回声区内改变、囊壁结构等信息。对于稠液囊肿需与实性病灶相鉴别。对于存在时间较长的囊肿，需注意其内回声的改变。囊肿合并感染时，需结合临床信息。

【断面显示】

以乳头为中心放射状扫查囊肿长轴切面、短轴切面超声图见图 4-1-1。

【超声表现】

（1）单纯囊肿　①形态规则，呈圆形或椭圆形，边缘光整，呈单房或多房；②内部呈均质无回声；③囊肿后壁回声增强，呈"蝌蚪征"，同时囊肿的两侧呈暗区，称为侧方声影（图 4-1-1）。

（2）积乳囊肿　①形态规则，呈圆形或椭圆形，边缘光整，单发多见，亦可见多发性。②病变的内部回声实际上是乳汁产生的，含有约 10% 的固

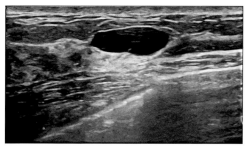 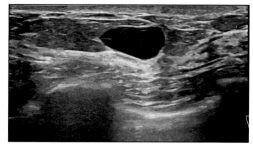

(A) 以乳头为中心放射状扫查囊肿长轴切面　　　　(B) 以乳头为中心放射状扫查囊肿短轴切面

图4-1-1　乳腺单纯囊肿超声断面

体、脂肪及脱落上皮；乳腺囊肿声像图的变化取决于内部液体状态，早期当囊内悬浮液回声均一时，囊内透声良好，其内细小密集的点状回声随外力作用而漂动，出现明显的后方回声增强（图4-1-2）；晚期如果内容物浓缩或凝结至干酪样，则出现液性裂隙或液性边缘，也可产生强回声灶和声影，肿块囊壁明显增厚，质地较硬，类似于实性肿块（图4-1-3）。③囊肿合并感染时，囊肿壁增厚，边缘不清，CDFI 示增厚囊壁或囊肿周边血流信号增多（图4-1-4）。

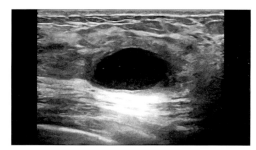 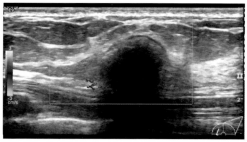

图4-1-2　积乳囊肿　　　　　　　　图4-1-3　干酪型积乳囊肿

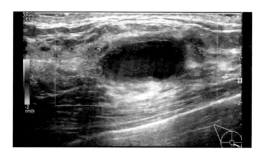

图4-1-4　囊肿合并感染

囊肿壁增厚，增厚囊壁或周边见血流信号增多

（3）其他超声表现　①CDFI 示囊肿内未见明显彩色血流信号，囊肿壁上点状或

棒状血流信号，并发感染时形成液平面；②超声造影：囊肿内造影全期无强化；③超声弹性成像：单纯性囊肿与囊肿内为较稀薄乳汁或沉积物时，囊肿内呈质软肿块；随着积乳囊肿内乳汁浓缩，囊肿内硬度相对增高。

【鉴别诊断】

（1）与乳腺癌相鉴别　乳腺癌呈实性低回声肿块，形态不规则，边缘不光整，肿物生长快，病程短，彩超可见较丰富的血流信号；而乳腺单纯囊肿常表现为边缘光整的无回声区，积乳囊肿表现为囊内云雾状回声、等回声，极少数病例表现为高回声，病灶内无血流信号显示。

（2）与乳腺囊内癌相鉴别　乳腺囊内癌通常表现为乳房内囊实性肿块，超声图像上呈现为囊性结构内部有实性结节或结节性增厚，有时伴有内部乳腺导管扩张的表现；而乳腺囊肿不具备上述征象，且积乳囊肿表现为均匀的云雾状回声、等回声，极少数病例可表现为高回声。乳腺囊内癌的实性结节常常呈现不规则形状，边缘模糊，内部回声不均匀，可伴有血流信号；而乳腺囊肿内不伴富细胞组织及新生血管而表现为无血流信号。

（3）囊肿合并感染时，需与乳腺炎、乳腺脓肿相鉴别，结合病史有助于诊断。

（4）与乳腺囊性增生相鉴别　单纯囊肿无需与乳腺囊性增生区别，因为其形成机制基本一致；而积乳囊肿又称乳汁潴留囊肿，其内伴乳汁回声时易于鉴别。

（5）与乳头状囊腺瘤或导管瘤相鉴别　乳头状囊腺瘤通常表现为乳房内的囊性肿块，超声图像上呈现为囊性结构内有乳头状突起，有别于乳腺单纯性囊肿的无回声积乳囊肿的云雾状回声、等回声。乳头状囊腺瘤的乳头状突起常常形状规则，边缘光整，内部回声均匀，通常无血流信号。

（6）与导管内乳头状瘤相鉴别　导管内乳头状瘤是一种起源于乳腺导管的良性肿瘤，它通常表现为乳腺导管内的低回声结节。声像图上，导管内乳头状瘤呈现为乳腺导管内有低回声的结节形状，通常边缘光整，内部回声均匀，也可能伴有一些内部血流信号，区别于乳腺囊肿的圆形或类圆形无血流信号的均匀无回声、云雾状回声、等回声。

（7）乳腺囊肿囊内呈黏稠乳酪样物时，应与乳腺纤维瘤等相鉴别，部分病例难以诊断，需进行组织学活检方可进行诊断。

（8）与皮脂腺囊肿相鉴别　因皮脂腺管被阻塞造成皮脂淤积而成，声像图表现与乳腺囊肿相似，但其位于表皮内，检查时应注意病变所在组织层次。

（9）与乳腺脓肿相鉴别　乳腺脓肿是由于乳腺内细菌感染引起的脓液积聚而形成的炎症性病变。超声图像上，乳腺脓肿呈现为囊性或实性结构，其内部回声一般较低，呈现为混浊或不均匀的回声分布，可能伴有液体的流动或积聚，边缘模糊。同时，乳腺脓肿常常伴有周围组织的炎症反应，可能会显示为周围的红斑、肿胀或压痛。

复杂性乳腺囊肿是乳腺内的一种囊性病变，具有内部分隔、囊壁增厚或内部乳汁积聚等特征。超声图像上，复杂性乳腺囊肿呈现为囊性结构，内部可能存在多个分隔，囊壁可能增厚，内部回声分布不均匀，可能伴有内部乳汁的积聚或乳汁凝固，边缘通常清晰。

【特别提示】

（1）乳腺单纯囊肿因其来源多为终末导管小叶单位或导管的局限性扩张所致，因此其形态常受本身结构以及周围结构的影响，部分囊肿内可出现分隔结构，也可呈现为多个囊肿聚集。

（2）积乳囊肿又称乳汁潴留样囊肿，因囊液含较丰富的蛋白质、脂肪等，囊内回声可因囊内组成成分不同而不同，同时积乳囊肿可因水分的吸收，囊内有形成分的密度增加而表现为云雾状回声至类固体回声，部分后方可出现回声衰减。MRI 对乳腺囊肿具有很高的敏感和特异性，单纯囊肿呈长 T_1、长 T_2 信号。当囊肿内含血性液体时，可在 T_1WI 上呈现高信号，单纯囊肿不强化，但当合并感染时，可有薄的边缘强化。当囊肿内部伴有不规则及块状强化时，在形态学上提示囊性坏死、囊内肿瘤或乳头状瘤的存在。积乳囊肿因囊液含较丰富的蛋白质、脂肪，多呈短 T_1、短 T_2 信号。

（3）乳腺囊肿并发感染时表现为厚壁、边缘模糊的无回声区，囊壁可显示血流信号，此时需要与乳腺脓肿等相鉴别。

第二节　乳腺纤维腺瘤

【临床特点】

乳腺纤维腺瘤（fibroadenoma）是女性最多见的乳房良性肿瘤，可以发生在任何年龄，好发于 20～35 岁的年轻女性，尤以 20 岁左右的未婚女性多见。大多单发，约 20% 为多发，甚至两侧乳房同时或轮流出现。本病病因不明，可能是雌激素水平过高所致。临床上，患者多无症状，多数乳房肿块是本病唯一症状，多于无意间发现，一般不伴有疼痛感，亦不随月经周期而变化。肿块多呈圆形或椭圆形，与周围乳腺组织界限清楚，活动度好，生长缓慢；肿瘤直径常小于 3cm，直径大于 4cm 的肿瘤仅占 10%。随着影像学的普及，小的不可触及的纤维腺瘤也越来越多地被发现。

【扫查要点】

反复多切面扫查，注意低回声肿块与周围组织的关系、内部回声改变。对于存在时间较长的纤维腺瘤内出现团块样钙化时，需结合既往影像学表现。同时，需评价瘤内血流信号以及临床信息，部分纤维腺瘤内可伴丰富血供。肿瘤体积过大时，可采用宽景成像进行显示。

【断面显示】

以乳头为中心的放射状扫查及与之相垂直切面超声图见图 4-2-1。

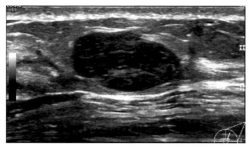
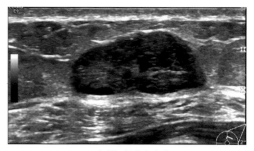

(A) 以乳头为中心的放射状扫查（循乳腺导管走行方向）　　　　　　（B) 与图A相垂直方向

图4-2-1　乳腺纤维腺瘤超声断面

肿块形态规则，平行生长，边缘规整，内部回声均匀，后方回声无改变，浅筋膜层回声连续

【超声表现】

1. 二维超声表现

（1）典型声像　①形态规则，大部分呈椭圆形或类圆形，边缘光整，多有完整包膜；②肿块内多为低回声，病灶内回声均匀；③肿块长轴方向与乳腺腺体平面方向平行，纵横比（前后径／横径）小于1；④部分包膜回声较强时，可有典型的侧方声影；⑤病灶后方的腺体回声多数正常，少数后方回声增强；⑥肿块与皮肤及周边组织无粘连；⑦病灶内一般不伴钙化（图4-2-1）。

（2）不典型声像　①回声不均匀，少数纤维腺瘤内部回声不均匀；②形态不规则及边缘不光整，肿块组织生长速度不一且受邻近结构阻挠而呈分叶状（图4-2-2）；③肿块后方回声衰减；④肿块内伴钙化（图4-2-3）。

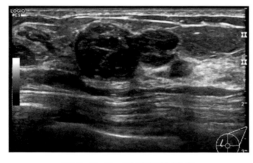
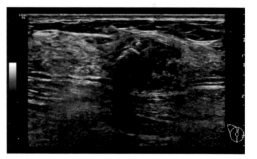

图4-2-2　乳腺纤维腺瘤　　　　　　　　　　　　图4-2-3　乳腺纤维腺瘤

肿块形态不规则，呈大分叶状　　　　　　　　　　　　肿块内伴钙化

2. 彩色多普勒超声表现

血流信号多不丰富，病灶内及周边无血流或仅见点状、棒状血流信号；少数肿块内血流丰富，此时多为生长较旺盛期（图4-2-4）。

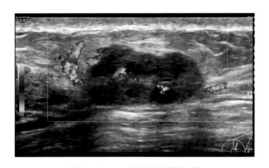

图4-2-4 乳腺纤维腺瘤

肿块内见丰富血流信号

3. 弹性成像表现

超声弹性成像表现为纤维腺瘤质地较软，肿瘤组织弹性系数较低，弹性评分常为3分以下（图4-2-5）；且弹性模量值与患者年龄、病灶包膜回声、乳头间距离、钙化、硬化性腺病等均有一定的关系。且乳腺纤维腺瘤的弹性评分与病理类型之间有一定的相关性。广泛黏液样变或透明样变可以使管内型以及管周型合并管内型的纤维腺瘤硬度减低。剪切波弹性成像（SWE）图像特征以Ⅰ型为主，即病灶内部及周边均呈均匀深蓝色。

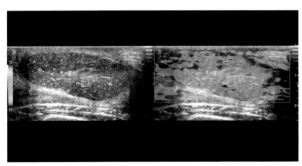
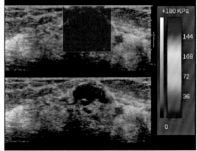

（A）超声弹性成像（示质地软）　　　　　　（B）剪切波弹性成像（示质地软）

图4-2-5 乳腺纤维腺瘤

4. 乳腺容积超声表现

与手持超声相比，可通过多切面重建实现包括冠状面在内的三个垂直断面的扫查。冠状面图像上，纤维腺瘤周边多可见连续高回声环（完整界面回声），无汇聚征［图4-2-6（A）］，肿块较大时可出现滑动征［图4-2-6（B）］。而且乳腺容积超声测量病灶大小不具有扫查角度的主观依赖性，有利于病灶的动态随访。

【鉴别诊断】

（1）形态不规则及边缘不清型乳腺纤维腺瘤与乳腺癌的鉴别　前者可呈分叶状，但均为大分叶；后者因肿块向周围浸润，而呈边缘模糊、成角、细分叶或毛刺状。容

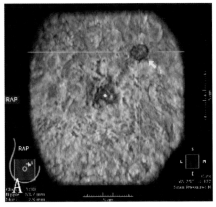
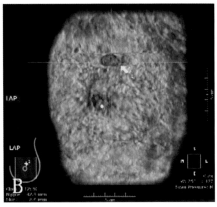

(A) 周边见连续高回声环，无汇聚征　　　　　　　(B) 肿块较大时可出现滑动征

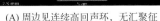
图4-2-6　乳腺纤维腺瘤（ → ）

积超声对肿块边缘可提供多维度的观察。对于边缘模糊的纤维腺瘤及肿块边缘毛刺状不明显的乳腺癌，彩色多普勒具有重要的鉴别价值，纤维腺瘤内血流常不丰富，而乳腺癌内常具丰富血流且分布不均。此外，弹性成像可观察肿块组织力学特性，超声造影可从微血管分布的角度提供帮助。

（2）肿块后方回声衰减型乳腺纤维腺瘤与乳腺癌的鉴别　需注意瘤体内血供状况、肿块纵横比以及边缘有无毛刺征等，同时也可借助弹性成像评价肿块的硬度。肿瘤内伴钙化时，乳腺纤维腺瘤内的钙化常为粗大钙化，而乳腺癌内的钙化常为针点状钙化。超声对肿块内针点状钙化的检出不如乳腺 X 线摄影，在肿瘤内钙化的鉴别时，可参考乳腺 X 线摄影表现。

（3）血供丰富型乳腺纤维腺瘤与乳腺癌的鉴别　血供丰富型乳腺纤维腺瘤是一种乳腺良性肿瘤，它通常呈现为囊性或实性结构，边缘光整，内部回声均匀。在超声图像上，血供丰富型纤维腺瘤往往显示明显的血流信号，血管丰富，血流分布均匀。而乳腺癌是一种恶性肿瘤，它通常呈现为实性结构，边缘不光整，内部回声不均匀。在超声图像上，乳腺癌的血流信号通常是不均匀的，可能呈现为血流异常丰富或者血流缺乏的区域。

（4）乳腺纤维腺瘤与乳腺囊肿通常较易鉴别，但较小的纤维腺瘤与稠液囊肿鉴别困难，需注意肿块内彩色血流信号的有无，有明显彩色血流信号的可排除乳腺囊肿的可能，但无血流信号并不代表就是乳腺囊肿，部分小纤维腺瘤内血流信号也可以不显示，此时 B-flow 成像、弹性成像、超声造影等可提供一定的帮助。

（5）不典型乳腺纤维腺瘤与乳腺增生结节的鉴别　乳腺增生结节边缘不清，无包膜，后方回声无改变，结节内无明显血流信号，临床表现为疼痛与月经周期相关，双乳多发。不典型乳腺纤维腺瘤是一种乳腺的较少见的良性肿瘤，在超声图像上可能呈现为囊性或实性结构，边缘通常光整或稍微模糊，内部回声可以是均匀的或不均匀的。血流信号在不典型乳腺纤维腺瘤中可能较少或不明显。

（6）乳腺纤维腺瘤与肉芽肿性乳腺炎肿块型的鉴别　乳腺纤维腺瘤通常呈现为边缘光整、规则的结节，形状多为椭圆形或圆形，其内部回声通常均匀，可以是等回声或稍低回声，血流信号通常较少，或者表现为边缘性血流。而肉芽肿性乳腺炎肿块型可能呈现为多个结节或肿块，可以表现为形态不规则、边缘模糊，其内部回声通常不均匀，存在低回声区域，也可能有类似肉芽肿的回声，血流信号可能较多，表现为异常血流分布。

【特别提示】

（1）乳腺纤维腺瘤的声学特征受到多种因素的影响，包括瘤内组织成分、肿瘤生长时间、瘤周组织等。尽管存在多样性的声学特征，但纤维腺通常具有肿瘤膨胀性以及非浸润性生长的特点，表现为良性肿瘤的声学特征及相关影像学表现。

（2）肿瘤的生长是一个过程，在肿瘤生长过程中，早期可不具备典型表现，部分病例可与增生组织伴生而表现为形态欠规则、边缘模糊的低回声结节。部分生长时间过长的乳腺纤维腺瘤瘤体内出现团块状粗大钙化。瘤内的黏液样变性可使瘤内出现无回声，但瘤内无回声并非全部因瘤内黏液样变性导致，部分可因纤维腺瘤生长过程中包裹终末导管小叶单位而致。纤维化纤维腺瘤 MRI 呈低信号，黏液样、腺瘤样或混合型纤维腺瘤呈高信号。增强扫描时，纤维化纤维腺瘤很少强化，其他纤维腺瘤以均匀性强化为主，多呈延迟强化，但也有不少早期强化病例，在强化病灶中可有不强化的内部分隔。

（3）肿瘤的生长受瘤内血供影响，血供丰富的纤维腺瘤常具有生长速度较快的临床特征，但瘤内血供分布特征有别于恶性肿瘤。MRI 的瘤内强化特点及时间强度曲线（TIC）有助于鉴别诊断。MRI 的 TIC 分型中以 I 型曲线为主，即持续上升型，呈现渐进性且持续性强化。

（4）致密型乳腺背景会影响乳腺 X 线摄影对纤维腺瘤病灶的检出，断层图像增加了病灶与周围组织的对比度，可大大提高乳腺纤维腺瘤的检出率及诊断的准确性。

第三节　乳腺叶状肿瘤

【临床特点】

乳腺叶状肿瘤（phyllodes tumor，PT）是由间质细胞和上皮构成的纤维上皮性肿瘤，临床非常少见，占所有乳腺原发肿瘤的 0.3% ～ 1.0%，占乳腺纤维上皮型肿瘤的 2.0% ～ 3.0%。根据病理组织学特点，本病可分为良性、交界性或低度恶性及恶性三类，60% ～ 70% 为良性。

乳腺叶状肿瘤多见于中年女性，高峰年龄为 50 岁左右。多数患者为单侧乳房单发病灶，少数多发，左、右侧发病率相当。临床表现为无痛性肿块，少数伴局部轻压痛、质地硬韧，部分可有囊性感；病灶边缘光滑，边界清晰或欠清，活动度可，与皮肤及周围组织无粘连。肿块较大时，局部有明显肿块外凸感，局部皮肤受压变薄，皮下浅静脉曲张明显，可发生皮肤溃破并继发感染。肿瘤增长缓慢，病程较长，多数有一个较长时间无特殊不适的乳房肿块。部分患者有肿块在短期内迅速增长的病史，对诊断此病有提示意义。

【扫查要点】

反复多切面扫查，注意低回声肿块与周围组织的关系，以及内部回声改变，评估瘤内裂隙状无回声的有无及无回声区的有无。评价瘤内血流信号以及临床信息。肿瘤体积过大时，可采用宽景成像进行显示。

【断面显示】

以乳头为中心的放射状扫查及与之相垂直的切面超声图见图4-3-1。

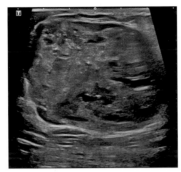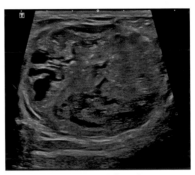

(A) 以乳头为中心的放射状扫查　　　　　　(B) 与(A)相垂直切面

图4-3-1　乳腺叶状肿瘤超声断面

【超声表现】

① 分叶状或卵圆形实性肿块，形态规则，边缘较光滑、完整，甚至带包膜（图4-3-2）。肿块少数体积较小，可以是小到直径1cm的结节，大多数体积较大，平均直径4～5cm（图4-3-3）。

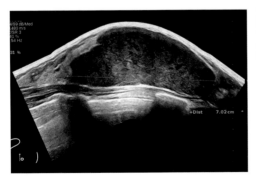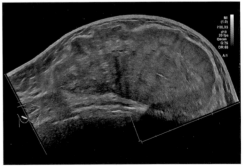

图4-3-2　乳腺叶状肿瘤（一）

乳腺内实性肿块，形态规则，平行生长，边缘光整，内呈不均匀低回声

图4-3-3　乳腺叶状肿瘤（二）

乳腺内巨大肿块，长径达12cm，病理：良性叶状肿瘤

② 肿块内呈低或中等偏低回声，均匀或不均匀，一部分肿块内可见无回声区，当肿块内部出现囊变时提示叶状肿瘤，尤其是乳腺恶性叶状肿瘤，可能与肿瘤内部片状坏死、黏液变、出血等有关（图4-3-4、图4-3-5）；少数病例肿块内可见强回声或较强回声结节，肿块内极少见微钙化。

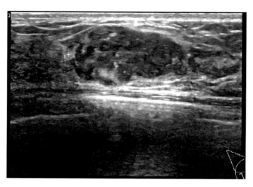

图4-3-4　乳腺叶状肿瘤（三）

乳腺内实性低回声肿块（病理：交界性叶状肿瘤）

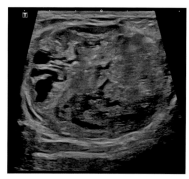 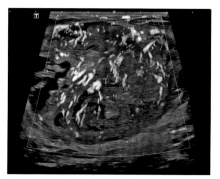

(A) 左乳腺放射状扫查切面　　　　　　(B) 彩色多普勒血流图
（与导管走行相垂直切面）

图4-3-5　乳腺叶状肿瘤（四）

（A）示形态不规则，局部呈分叶状，平行生长，局部边缘不光整，内回声不均匀，可见小片状无回声区，后方回声增强，肿块周边组织回声增高，浅筋膜层回声连续，浅面与皮肤紧邻。（B）示肿块内见丰富血流信号，分布不均匀。病理：恶性叶状肿瘤

③ 肿块后方回声增强，侧方回声衰减或消失。

④ 探头压迫时，肿块可发生形变，有时可有弹性感或囊性感，活动性好。

⑤ 患侧腋淋巴结反应性增生。

【鉴别诊断】

（1）乳腺叶状肿瘤与乳腺纤维腺瘤的鉴别　乳腺叶状肿瘤是一种由间质细胞和上皮两种成分构成的一种纤维上皮性肿瘤，临床少见，以中年妇女居多，发病高峰年龄为 45 岁左右。叶状肿瘤生长迅速，体积巨大，直径大多超过 5cm。肿块局部及周围皮肤变薄。肿瘤膨胀性生长，挤压皮肤变薄。因为叶状肿瘤体积较大，其内常伴有纤维变性、出血坏死区，肿块内部小囊性无回声区。叶状肿瘤质地较硬且组织病理成分以基质细胞过度增生为主，其内部成分混杂，声衰减较多，肿块后方回声可衰减。而乳腺纤维腺瘤 18 ～ 30 岁女性多见，生长一般较缓慢，体积较小，直径多在 1 ～ 3cm，很少超过 5cm，多以规则的类圆形或椭圆形多见。纤维腺瘤的回声更为均匀，部分还可见较大且规则的钙化灶。大部分为乏血供肿瘤。

（2）乳腺叶状肿瘤与髓样癌及黏液腺癌等一些特殊类型乳腺癌的鉴别　乳腺叶状肿瘤通常呈现为边缘光整、扁平的结节，形状呈叶状或片状，其内部回声通常均匀，可以是等回声或稍低回声，血流信号通常较少，或者表现为边缘性血流。髓样癌和黏液癌通常呈现为实性结节，形状可以不规则，内部回声通常不均匀，可能存在高回声或混合回声。髓样癌和黏液癌的血流信号可能较多。

（3）乳腺叶状肿瘤与其他间质肉瘤的鉴别　两者有相似表现，如病灶边缘较光滑、锐利、略高密度、明显强化等，但其他间质肉瘤的分叶状形态及血供增加不如叶状肿瘤显著。如结节或肿块型乳腺淋巴瘤在 X 线上可表现为良性或不典型乳腺癌征象，与乳腺叶状肿瘤不易鉴别，但淋巴瘤常伴有腋下淋巴结肿大且分叶状的形态学表现不如叶状肿瘤常见。

【特别提示】

目前认为乳腺叶状肿瘤的乳腺 X 线及超声表现常缺乏明显的特异性。但乳腺叶状肿瘤大多数为椭圆形肿块，可有浅分叶或明显分叶，生长较快，由于病变周围的阻力不同，乳腺叶状肿瘤可呈多结节状生长。乳腺 X 线示肿瘤周围的脂肪组织被挤压后可形成约 1 mm 宽的透亮环，称为"透亮晕征"，围绕肿块的大部或全部；较大肿块也可推挤周围乳腺腺体及小梁，造成后者的局限性移位，但单纯依靠此种征象在 X 线上与乳腺纤维腺瘤无法区别。乳腺叶状肿瘤基本上无皮肤增厚及乳头受累表现，这也是该类肿瘤的特征之一。

乳腺叶状肿瘤伴出血及囊变时，在 MRI 上可表现为内部信号不均匀。T_1WI 平扫、T_2WI 平扫信号多不均匀，T_1WI 以低信号为主，T_2WI 以较高信号为主，增强后明显强化伴不强化的囊变区，但强化是否均匀与肿瘤的良、恶性无显著相关性。动态增强后 TIC 多为渐增及平台型。如果肿瘤表现为流出型曲线时，应考虑恶性叶状肿瘤。弥散加权成像（DWI）可很好地鉴别乳腺良恶性病变，ADC 值可作为鉴别良恶性病变的一项定量指标。有研究发现乳腺叶状肿瘤的 MRI 影像表现具有特征性，但无特异性，最终诊断仍依赖于病理组织检查。

第四节　乳腺错构瘤

【临床特点】

乳腺错构瘤是一种良性肿瘤样畸形，发生于 20 ～ 80 岁的女性，病因至今尚不明确，约占乳腺良性肿块的 1.2%，多以无痛性肿块为唯一的临床表现，少数伴胀痛感，一般孤立单发，肿块生长缓慢，边界尚清，质地柔韧，活动良好，多位于乳晕后或乳房边缘区，尤以外上象限多见。乳腺错构瘤多发于哺乳后期和绝经早期妇女。

【扫查要点】

反复多切面扫查，注意病变与周围组织间的关系，以及内部回声改变；注意结合病史、临床特征及其他影像学表现；肿瘤体积过大时，可采用宽景成像进行显示。

【断面显示】

乳腺错构瘤横断面扫查及冠状面扫查超声图见图 4-4-1。

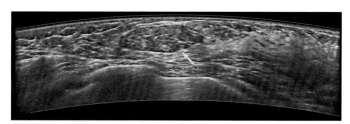

(A) 横断面扫查

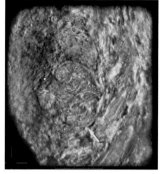

(B) 冠状面扫查

图4-4-1　乳腺错构瘤超声断面

病变区形态规则，平行生长，边缘光整，内呈稍低不均匀回声，浅筋膜层回声连续，后方回声无明显改变，冠状面可见明显边缘，无汇聚征

【超声表现】

1. 二维超声表现

乳腺错构瘤大多数为椭圆形，边缘光滑锐利、边界清楚，周围可见晕圈及包膜，探头加压肿瘤可被轻度压缩；内部回声多种，可为高回声、低回声或混杂回声，后方可有轻度回声增强，无声影，部分可见侧边声影。

根据其不同的超声表现，可将其分为4型。①Ⅰ型：团块内部以不均匀低回声为主，伴有条线状或小片状不均质高回声（图4-4-2）；②Ⅱ型：团块内部分呈低回声、部分呈高回声，团块内高回声似呈水中半岛或浮岛状（图4-4-3）；③Ⅲ型：团块内呈豹纹状不均质回声，与周围正常乳腺腺体回声相类似（图4-4-4）；④Ⅳ型：团块边缘光整，内伴大量低、无回声区，壁厚薄不均匀，团块边缘部呈等回声或稍高回声（图4-4-5），本型常发生于哺乳期。

2. 彩色多普勒超声表现

瘤体内部血流多不丰富（图4-4-6），但血供的丰富程度跟瘤体内的成分以及患者所处的生理状态有关，少部分患者病变内可见少许血流信号或丰富血流信号。

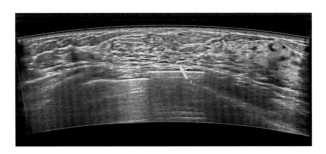

图4-4-2 乳腺错构瘤Ⅰ型

团块形态规则，平行生长，边缘光整，内部以不均匀低回声为主（━━▶），伴多发条线状高回声，浅筋膜层回声连续，病理：乳腺错构瘤

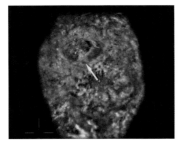

图4-4-3 乳腺错构瘤Ⅱ型

团块内高回声似呈水中半岛或浮岛状（━━）

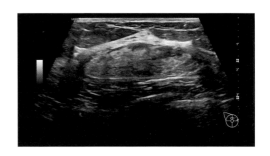

图4-4-4 乳腺错构瘤Ⅲ型

团块内呈豹纹状不均质回声，病理：乳腺错构瘤

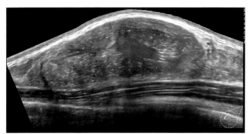

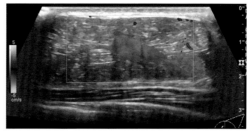

图4-4-5 乳腺错构瘤Ⅳ型
（哺乳期乳腺错构瘤）

图4-4-6 哺乳期乳腺错构瘤
内可见少量血流信号

3. 超声弹性成像表现

乳腺错构瘤内高回声区的最大、平均弹性模量均高于低回声区，最小弹性模量低于低回声区，但差异无统计学意义；与周围腺体组织比较，最大、平均、最小弹性模量差异无统计学意义。

4. 容积超声表现

乳腺错构瘤冠状面可显示较常规超声更为清晰的肿物边缘，以及瘤体内部结构分布。

【鉴别诊断】

（1）乳腺错构瘤与腺体内脂肪瘤的鉴别　腺体内脂肪瘤通常呈现为边缘光整、光滑的结节，形状多为圆形或椭圆形，其内部回声通常均匀，可以是等回声或稍低回声，也可能有脂肪密度的回声。腺体内脂肪瘤中可以显示脂肪成分，即在 B 超或核磁共振成像中呈现为低密度区域。而乳腺错构瘤通常呈现为边缘光整但不规则的结节，形状可以多样，其内部回声通常不均匀，可能存在高回声区域或混合回声；瘤中没有明显的脂肪成分。

（2）乳腺错构瘤与乳腺纤维腺瘤的鉴别　乳腺纤维腺瘤通常呈现为边缘光整的低回声肿块，形状多为椭圆形或圆形，其内部回声通常均匀；血流信号通常较少，或者可以表现为边缘性血流。而乳腺错构瘤通常呈现为边缘光整但不规则的结节，形状可以多样，如分叶状等，其内部回声通常不均匀，可能存在高回声区域或混合回声；血流信号多不丰富。

（3）乳腺错构瘤与乳腺癌的鉴别　乳腺癌通常呈现为不规则的结节或肿块，可能伴有边缘模糊、不规则形状、乳头凹陷等，其内部回声通常也不均匀，可能存在低回声区域，也可能有不规则的血流信号；血流信号通常也较丰富，可能呈现为混乱的血流分布或血流速度加快。而乳腺错构瘤通常呈现为边缘光整但不规则的结节，形状可以多样，如星状、分叶状等，其内部回声通常不均匀，可能存在高回声区域或混合回声；血流信号多不丰富。

（4）乳腺错构瘤与积乳囊肿的鉴别　积乳囊肿通常呈现为边缘光整、圆形的囊性结节，其内部回声通常均匀，可以是等回声或稍低回声；通常无明显血流信号，在触诊时则有囊性感，质地较软。而乳腺错构瘤通常呈现为边缘光整但不规则的结节，形状可以多样，如星状、分叶状等，其内部回声通常不均匀，可能存在高回声区域或混合回声；血流信号多不丰富在触诊时常常具有不规则的质地，可能伴有硬结或结节感。

【特别提示】

（1）乳腺错构瘤是一种良性肿瘤样畸形，瘤内组织与乳腺内其他区域不存在组织学来源的区别，仅为瘤内导管结构与乳腺导管不相通，而表现为"乳中之乳"。瘤体的产生在乳腺发育、生长期就已存在，但此时常难以与周围乳腺组织相鉴别。妊娠哺乳期，由于雌激素、孕激素的共同作用，瘤内组织与周围腺体组织同步发育，但其产生的乳汁不能通过乳腺导管排出。瘤体常于哺乳期后被触及。

（2）瘤内回声改变因病理组织构成而不同，可分为混合型、致密型和脂肪型三种类型。瘤体的边缘构成非纤维腺瘤的纤维包膜，也非恶性肿瘤的浸润性生长结构，而是瘤体与腺体因所属导管系统不同而构成的自然分界。

（3）MRI 的表现因肿瘤内成分含量而不同，在 T_1WI 和 T_2WI 表现为不同信号强度，如以脂肪组织为主，则 T_2WI 呈高信号表现，其中可见低或中等信号区；如以腺体和纤维组织为主，则 T_2WI 信号强度低，并在其中可见高信号区，呈高信号表现的脂肪组织在脂肪抑制序列上呈低信号。

第五节　乳腺导管内乳头状瘤

【临床特点】

乳腺导管内乳头状瘤是发生于乳腺导管上皮的良性肿瘤，发生于导管壁，通常向导管腔内突出。可发生于导管系统的任何部位，但好发于主导管或大导管。中央型导管内乳头状瘤常单发，周围型导管内乳头状瘤常多发。周围型导管内乳头状瘤病变范围较广，生物学行为更倾向于癌变，一般认为其严重程度超过中央型导管内乳头状瘤，被认为是一种癌前病变。

【扫查要点】

反复多切面扫查，注意导管内改变或病灶与导管之间的关系，以及内部回声改变等；评价瘤内血流信号以及临床信息，如乳头溢液的有无及颜色等。

【断面显示】

扩张导管放射状扫查切面及与之相垂直切面超声图见图 4-5-1。

【超声表现】

本病最常见的超声特征是扩张的导管内有实质回声。

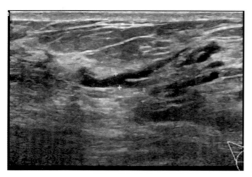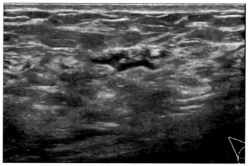

(A) 扩张导管放射状扫查切面（导管走行方向）　　(B) 扩张导管放射状扫查切面（与导管走行垂直方向）

图4-5-1　乳腺导管内乳头状瘤超声断面

目前临床比较认可将乳腺导管内乳头状瘤分为以下五种类型。

（1）Ⅰ型　导管扩张伴管腔内乳头状实性回声或实性回声充填。CDFI 示肿块内可见彩色血流信号（图 4-5-2）。

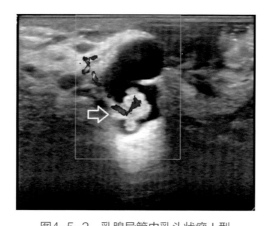

图4-5-2　乳腺导管内乳头状瘤Ⅰ型

导管扩张伴管腔内乳头状实性回声（⟹），CDFI 示肿块内可见条状血流信号

（2）Ⅱ型　囊实混合型团块，囊性暗区常为局限性导管扩张形成，囊壁可见乳头状实性回声突入囊内，或仅在实性回声边缘显示少量暗带。CDFI 示囊实性团块内可见彩色血流信号（图 4-5-3）。

（3）Ⅲ型　局限性导管扩张，远端导管壁不规则或中断。CDFI 示远端导管不规则或中断处未见血流显示（图 4-5-4）。

（4）Ⅳ型　导管扩张伴远端中断处实性结节或团块回声。CDFI 示结节或团块处可见彩色血流信号（图 4-5-5）。

（5）Ⅴ型　腺体内低回声结节或团块无导管扩张。CDFI 示肿块内可见少许彩色血流信号，部分病例可见较丰富彩色血流信号（图 4-5-6）。

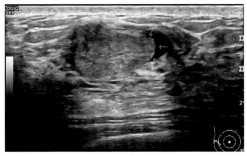 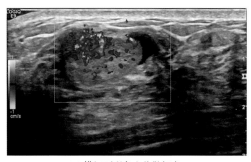

(A) 放射状扫查切面（与导管走行垂直方向）二维超声　　　　（B) 横切面彩色多普勒超声

图4-5-3　乳腺导管内乳头状瘤Ⅱ型

（A）示囊实混合型团块，囊性暗区常为局限性导管扩张形成，囊壁可见乳头状实性回声突入囊内，实性回声边缘显示少量无回声；（B）示囊实性团块内实性部分可见丰富彩色血流信号

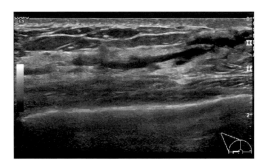

图4-5-4　乳腺导管内乳头状瘤Ⅲ型

局限性导管扩张，远端导管壁不规则、中断

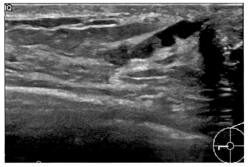 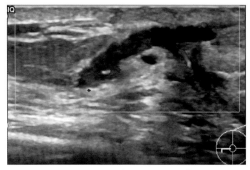

(A) 放射状扫查切面（导管走行方向）二维超声　　　　（B) 放射状扫查切面（导管走行方向）彩色多普勒超声

图4-5-5　乳腺导管内乳头状瘤Ⅳ型

（A）示导管扩张伴远端中断处实性结节或团块回声；（B）示结节或团块处可见彩色血流信号

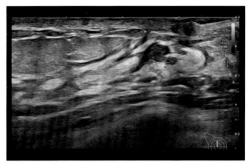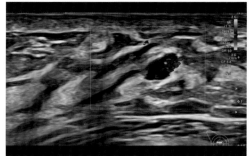

(A) 放射状扫查切面（导管走行方向）二维超声　　　(B) 放射状扫查切面（与导管走行垂直方向）
彩色多普勒超声

图4-5-6　乳腺导管内乳头状瘤Ⅴ型

（A）示腺体内低回声结节周边无导管扩张；（B）示肿块内可见稍丰富彩色血流信号

【鉴别诊断】

（1）对于以导管内肿块为表现的导管内乳头状瘤（Ⅰ型、Ⅲ型及Ⅳ型），需与导管内癌相鉴别，两者均有乳头溢液，扩张的导管内可见中等回声肿块。但后者一般病灶体积较大，形态不规则，肿块附着处导管壁较厚、不规则，回声减低、不均匀，肿块内血流信号丰富，可检出动脉血流频谱，且肿块周边血流信号明显增多。相关影像学改变有助于两者的鉴别诊断。

（2）对于以囊实混合型团块为主要表现的导管内乳头状瘤（Ⅱ型），需与乳腺囊肿相鉴别。乳腺囊肿内呈无回声，壁薄，无囊实性改变；而Ⅱ型导管内乳头状瘤在表现为局限性导管扩张形成的同时，囊壁可见乳头状实性回声突入囊内，或仅在实性回声边缘显示少量暗带，CDFI示囊实性团块内可见彩色血流信号。MRI平扫及动态增强检查、X线导管造影、导管镜检均有助于两者的鉴别诊断。

（3）实质结节型导管内乳头状瘤（Ⅴ型）需与其他乳腺良恶性肿瘤相鉴别，包括乳腺纤维腺瘤、乳腺腺病、乳腺癌等，有时鉴别困难，必要时需进一步检查。MRI动态强化模式对其鉴别诊断有一定价值，同时有利于多病灶的发现。

【特别提示】

以往主要通过乳头溢液涂片和乳腺导管造影诊断该病。由于溢液量少，组织细胞较少，涂片的假阴性较多，单次的阴性报告不能完全否定导管内乳头状瘤的存在。

①乳腺X线摄影：因导管内乳头状瘤多体积较小、密度较淡，常规乳腺X线检查常无阳性发现；但肿瘤较大时乳腺X线片表现为边缘光整的肿块，肿块内可见点状或小颗粒状钙化。乳腺导管造影能直接观察导管情况，通过扩张程度、扩张乳腺导管末端杯口征、充盈缺损等征象来间接评估病变大小、累及范围。

②乳管镜：乳管镜检查时可以直接进入乳腺导管，看见新生的肿瘤，并判断肿瘤的部位、深浅、大小等，对手术治疗有一定的参考价值。

③ MRI：乳腺 MRI 检查敏感性高，对导管内乳头状瘤的发现具有较高的价值。导管内乳头状瘤可见乳腺导管扩张，有时在扩张导管内可见软组织影，扩张导管也可形成囊肿，囊实混合型团块为导管内乳头状瘤特征性改变，MRI 上主要表现为在无强化的囊状扩张导管内，可见到边缘光整的强化小结节灶。MRI 平扫 T_1WI 多呈低或中等信号，T_2WI 呈较高信号，重 T_2WI 可清晰显示扩张积液的导管，类似于乳腺导管造影。MRI 动态增强检查时瘤内时间 - 信号强度曲线多呈流出型，DWI 多呈较高信号，ADC 值较低，与乳腺癌有相似之处。

第六节　乳腺放射状瘢痕

【临床特点】

乳腺放射状瘢痕（radial scar，RS）是一种少见的上皮增生性病变，大多数放射状瘢痕呈对称的圆形，但少数病例可呈扁长形、哑铃形或不规则形。临床表现：多数因病灶太小而无特有的症状及体征。常因拟诊良性或恶性病变行病理检查时被意外发现。约不足 10% 的病变可形成肿块而被注意。乳腺放射状瘢痕好发于 40 ～ 50 岁女性，且常为多灶性和双侧性，其可能与非典型增生或乳腺癌的关系非常密切。

【扫查要点】

反复多切面扫查，注意病变区与周围组织及导管之间的关系、浅筋膜层改变以及内部回声改变，同时结合其他影像学表现等。同时需评价病变区内及其周边血流信号以及临床信息。

【断面显示】

以乳头为中心的放射状扫查切面及与之相垂直切面超声图见图 4-6-1。

【超声表现】

本病典型的超声特征包括：①低回声肿物或团块；②形态不规则；③边缘不光整，呈毛刺状，似乳腺浸润性癌超声改变；④彩色多普勒示病变内常无明显血流信号，病变周边可有血流信号；⑤容积超声冠状面常可见汇聚征；⑥弹性成像可见边缘硬环征（图 4-6-1）。

【鉴别诊断】

（1）乳腺放射状瘢痕与乳腺癌的鉴别　乳腺癌通常呈现为不规则的肿块或结节，边缘模糊或不清晰，形状可以多样，如星状、分叶状等，其内部回声通常不均匀，可能存在低回声区域或局部高回声；血流信号通常较丰富，可能存在异常的血管分布。而放射状瘢痕肿块内边缘呈放射状长毛刺，肿块内通常没有血流信号，且肿块通

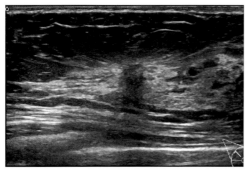
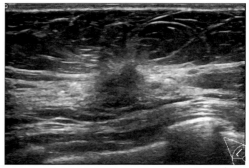

(A) 放射状扫查切面（与导管走行垂直方向）二维超声 　　(B) 放射状扫查切面（导管走行方向）二维超声

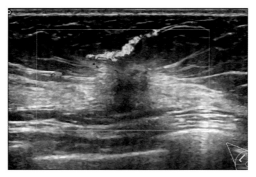

(C) 放射状扫查切面（与导管走行垂直方向）彩色多普勒超声

图4-6-1　乳腺放射状瘢痕

乳腺内低回声结节，形态不规则，平行生长，边缘模糊，结节周边可见长毛刺，浅筋膜层回声不连续，CDFI 示其内部未见明显血流信号，肿块前可见被牵拉的乳腺滋养血管。病理：乳腺放射状瘢痕

常增长不明显。

（2）乳腺放射状瘢痕与乳腺纤维瘤的鉴别　乳腺纤维瘤通常呈现为圆形或椭圆形的肿块，边缘光整，质地较硬，可以移动，其内部回声通常均匀，可以是低回声或等回声；通常没有明显的血流信号，血流量较少。而放射状瘢痕呈现为具有放射状长毛刺、形态不规则的实性肿块，肿块内通常没有血流信号，且肿块通常增长不明显。

【特别提示】

乳腺放射状瘢痕 X 线片的典型表现包括中央不透明区、星芒状结构、钙化等，常导致周围结构的牵拉、扭曲。但是这些表现没有特异性。放射状瘢痕多数病变呈毛刺状，且直径较小。尽管肿块中心表现为低密度时，肿块为乳腺放射状瘢痕的可能性要大于乳腺癌，但仍然需要组织学检查以明确诊断。MRI 检查可以通过动态增强显像来识别乳腺手术后的结构扭曲或乳腺放射状瘢痕。

第七节 乳腺硬化性腺病

【临床特点】

乳腺硬化性腺病（sclerosing adenosis，SA）可发生于 20 岁后的任何年龄，临床表现为包块、疼痛、影像学改变或偶尔的组织学发现。通常包块较小，直径不大于 2cm，质硬，边缘不清且与周围腺体组织附着紧密。乳腺硬化性腺病与乳房疼痛有关，妊娠期也可能出现病情的快速进展；也可有局部持续性疼痛，但有时可在月经前加重，压力也经常导致乳房疼痛加重，某些患者甚至因疼痛剧烈影响休息。SA 是乳腺癌的一个独立危险因素，与非典型小叶增生无关，患者发生浸润性乳腺癌的风险增加了 1.7 ～ 3.7 倍。

【扫查要点】

反复多切面扫查，注意病变区与周围组织及导管之间的关系、浅筋膜层改变以及内部回声改变，并结合其他影像学表现等。同时需评价病变区内及其周边血流信号以及临床信息。

【断面显示】

以病变为中心的横切面及冠状面超声图见图 4-7-1。

【超声表现】

乳腺硬化性腺病的超声表现是多样的，可分为 4 型：肿块型、钙化肿块型、异常回声区型、声影型。

超声多表现为：①实性结节；②大多形态规则（圆形或椭圆形），也可不规则（仅表现为局部声影，无明显肿块）；③边缘光整；④内部多呈低回声；⑤后方回声无变化；⑥内可伴有点状高回声；⑦彩色多普勒示其内部及周边无血流信号或血流信号稀少；⑧弹性成像示病变区组织硬度可增高（图 4-7-2、图 4-7-3）。

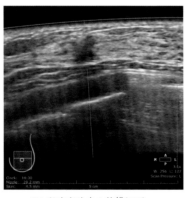
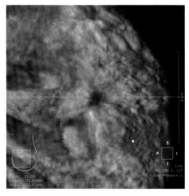

(A) 以病变为中心的横切面　　　　　　　(B) 以病变为中心的冠状面

图4-7-1　乳腺硬化性腺病超声断面

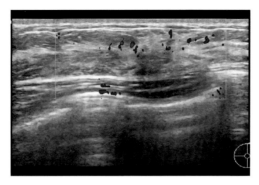

图4-7-2　乳腺硬化性腺病（一）

患者，女，21岁。病变位于左乳2～3点，形态不规则，平行生长，边缘不光整，可见毛刺状，内回声不均匀，未见明显点状高回声，后方回声稍衰减。CDFI：肿块内可见少许血流信号。术后病理：乳腺硬化性腺病

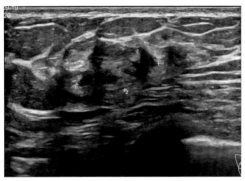

(A) 放射状扫查切面二维超声　　　　　　　　(B) 放射状扫查切面彩色多普勒超声

图4-7-3　乳腺硬化性腺病（二）

病灶呈不规则形，平行生长，局部边缘模糊，内部回声不均匀，CDFI示其内部及周边未见明显血流信号，病理：乳腺硬化性腺病

【鉴别诊断】

　　本病需与乳腺手术后瘢痕、乳腺脂肪坏死及乳腺浸润性癌等良性病变相鉴别。乳腺手术后瘢痕可结合病史及局部皮肤改变来鉴别；乳腺脂肪坏死时腺体结构较为模糊，边缘毛糙，可有外伤史。当乳腺硬化性腺病表现为致密肿块或结构扭曲，部分病灶内见到成堆的细小钙化影，乳腺X线摄影较难与乳腺浸润性导管癌、浸润性小叶癌相鉴别，应结合超声、增强MRI及粗针穿刺活检进行鉴别诊断。

【特别提示】

　　相对于乳腺硬化性腺病超声表现的多样性，乳腺X线摄影改变可分为四种形式：有结节（或肿块）伴钙化，有结节（或肿块）无钙化，无结节及肿块仅见结构扭曲伴钙化，无结节及肿块且无明显钙化、仅见结构扭曲。其中以有结节（或肿块）伴钙化型最为多见。无结节及肿块仅见结构扭曲伴钙化型可伴广泛分布于全乳腺的微细平滑钙化，通常

双乳同时存在，此型容易与其他类型乳腺硬化性腺病相鉴别，鉴别点在于：平滑的微钙化，数量可多达 10 个，聚集在小范围内；除小范围聚集外，伴有或不伴有广泛的钙化；此类型不能与癌症钙化相区分，必须做病理活检。

SA 病灶 MRI 强化方式多样，可见点状强化、肿块样强化、非肿块样强化。肿块样强化病灶，以不规则形强化多见，边缘多不光整，可见周边毛刺样延迟强化，内部强化多不均匀，肿块内见多发小蜂窝状或小囊状无强化区，考虑为包绕脂肪组织及挤压扩张变形的小腺管影，病灶周围纤维组织延迟强化。非肿块样强化多为局域性分布的集丛样、簇环状强化及区域性分布的不均匀强化，并见少量叶段性、线样性、弥散性不均匀强化，与病灶成分多样有关。病灶 TIC 曲线多为Ⅰ、Ⅱ型曲线，以Ⅱ型较多。

第八节　乳腺炎

【临床特点】

乳腺炎是指乳腺腺体以及附属组织因各种原因引起的局部炎性改变，包括各种感染性及非感染性因素。疾病发生早期均表现为无痛性质的硬肿块。不同类型的炎症在不同的发展阶段具有不同的影像学特征和临床改变。

急性乳腺炎（acute mastitis）是乳腺的急性化脓性病症，一般为金黄色葡萄球菌感染所致，多见于初产妇的哺乳期。细菌可自乳头破损或皲裂处侵入，亦可直接侵入乳腺导管，进而扩散至乳腺实质。

哺乳期乳腺炎常见的主要有两种类型。①急性单纯乳腺炎：初期主要症状是乳房胀痛，局部皮温高、压痛，出现边界不清的硬结，有触痛。②急性化脓性乳腺炎：局部皮肤红、肿、热、痛，出现较明显的硬结，触痛加重，同时患者可出现寒战、高热、头痛、无力、脉搏快等全身症状。

非哺乳期乳腺炎发病高峰年龄在 20 ～ 40 岁，依据临床表现，可分为以下三种临床类型。

① 乳腺肿块型乳腺炎：通常表现为乳房内可触及的肿块，伴有红肿、疼痛和发热。乳房肿块可能会增大，触摸时非常疼痛，并且周围组织可能有炎症反应。

② 慢性瘘管型乳腺炎：一种较为罕见的类型，也被称为 Zuska 病。通常表现为乳头或乳晕区域的皮肤溃疡或瘘管，伴有慢性感染和排脓。患者可能会感到乳房肿胀、疼痛和局部不适。

③ 乳腺脂肪坏死型乳腺炎：一种少见的类型，通常发生在乳房内脂肪坏死的区域。可能由创伤、手术、放射治疗等因素引起。患者可能会出现乳房内的硬块，皮肤凹陷、红肿、疼痛和溢液。

【扫查要点】

反复多切面扫查，注意病变区与周围组织及导管之间的关系、皮下脂肪层及腺体后间隙改变以及内部回声改变，评价病变的范围、病灶内组织成分特点等。同时需评价病变区内及其周边血流信号以及临床信息。病变区域范围过大时，可采用宽景成像进行显示。复查时，需与既往检查结果进行对比分析，评价治疗效果。

【断面显示】

以乳头为中心的放射状扫查切面及与之相垂直切面超声图见图4-8-1。

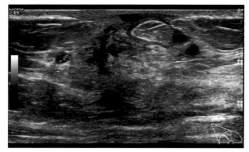 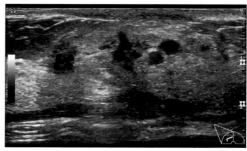

(A) 以乳头为中心的放射状扫查切面
（导管走行方向） (B) 以乳头为中心的放射状扫查切面
（与导管走行垂直方向）

图4-8-1　乳腺炎超声断面

【超声表现】

1. 急性乳腺炎（图4-8-2）

（1）初起阶段　病变区乳腺组织增厚，边缘不光整，内部回声一般较正常为高，分布不均匀，探头挤压局部有压痛；彩色多普勒示肿块周边及内部呈点状散在血流信号。

（2）成脓阶段　脓肿期病变区边界较清楚，壁厚不光滑，内部为液性暗区，其间有散在或密集点状回声，可见分隔条带状回声，液化不完全时呈部分囊性、部分实性改变；彩色多普勒血流成像示肿块周边及内部呈点状散在血流信号，液化坏死区无彩色血流显示。

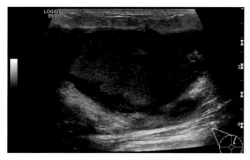 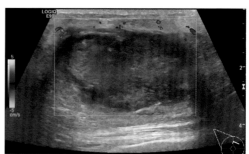

(A) 放射状扫查切面二维超声 (B) 放射状扫查切面彩色多普勒超声

图4-8-2　急性乳腺炎

右乳 11 ～ 6 点见片状混合回声区，边缘模糊，内回声不均匀，可见多发细密运动点状回声，CDFI 示其内见少许血流信号。超声提示：右乳片状混合回声区，BI-RADS 4A 类（结合病史考虑哺乳期乳腺炎并脓肿形成）。病理：哺乳期乳腺炎

（3）溃后阶段　脓肿破溃时，脓肿腔内液体（脓液）可经破溃口流出，局部可见自脓腔至皮表的窦道回声。

少数病例出现乳汁大量淤积并脓肿形成时，可见单侧或局部乳房明显增大，肿大乳房内检出局限性的大范围的液性暗区。大量脓肿形成后，随着疾病的迁延，部分病例脓肿内可见条状高回声，部分高回声间隔内可见少许彩色血流信号。

2. 慢性乳腺炎（图4-8-3）

（1）局部腺体结构较紊乱，边缘模糊，多呈扁平不规则形，病灶内部呈紊乱不均匀的实性低回声。

（2）小脓肿形成时，肿块内可显示低回声中有不规则无或低弱回声。

（3）部分病灶内部显示散在点状高回声。

（4）慢性乳腺炎病灶质地较软，受压可变形，其内点状高回声受压可移动，周围无中强回声晕带。

（5）彩色多普勒显示无或低无回声区内部无血流信号，低回声区可检出少许彩色血流信号。

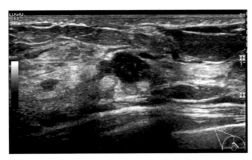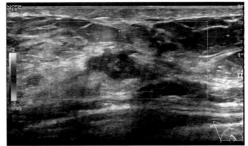

(A) 放射状扫查切面二维超声　　　　　　(B) 放射状扫查切面彩色多普勒超声

图4-8-3　慢性乳腺炎

（A）示右乳见片状低、无回声区，形态不规则，平行生长，边缘不光整，内回声不均匀，内见少许细弱回声点，后方回声稍增强；（B）示低回声区周边可见点条状血流信号。病理：乳腺炎

3. 肉芽肿性乳腺炎

肉芽肿性乳腺炎按病变范围可将其分为结节/肿块型、管样型、片状低回声型和弥散型。各种分型间因疾病进展及转归状况不同，而表现为不同的声像学特征。

（1）结节/肿块型　常为本病初起改变，表现为边缘模糊、形态不规则及不均匀的低回声或低、无混合回声结节/肿块；结节/肿块内伴有微脓肿或较大范围的脓肿，而呈多发小无回声或片状低无回声区。结节/肿块内呈中等血流信号，部分病变区内及病变边缘部常可见丰富彩色血信号，血管走行不规则，部分血流纤细，常无粗大、走行迂曲的血管（图4-8-4）。

（2）管样型　表现为低回声内向组织间隙伸展的管道状、条索状结构，可互相贯通。管状结构内夹杂着无回声和低回声，部分管状结构内可见细密运动点状回声，CDFI 示病变区域血流信号增多，呈中等丰富血流信号（图 4-8-5）。

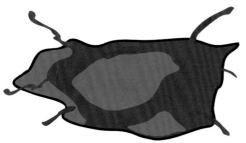

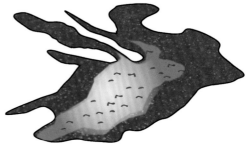

图4-8-4　肉芽肿性乳腺炎（结节/肿块型）

结节/肿块型病灶内见片状低无回声肿块，CDFI 示肿块内及周边见少量血流信号

图4-8-5　肉芽肿性乳腺炎（管样型）

不均质低回声内向组织间隙伸展为更低回声的不规则管道状结构、条索状结构；CDFI 示肿块内弥漫丰富的血流信号

（3）片状低回声型　表现为边缘不光整的片状低回声。位于腺体内，也可向皮下延伸，可伴有局部皮肤破溃；伴局灶坏死液化时，片状低回声区内可伴有细密点状回声，加压前后细密点状回声有运动感；片状低回声区呈中等丰富血流信号，部分病变区内及病变边缘部常可见较丰富彩色血流信号，血管走行不规则，部分血流纤细。合并大量脓肿时，可见大量的细密运动点状回声（图 4-8-6）。

（4）弥散型　局部未见明显肿块回声，仅为腺体发硬，常跨越多个象限存在，病变区域回声无正常腺体显示且回声明显低于正常腺体组织，部分弥漫低回声区内可见散在中等回声。并发脓肿形成时，可在低回声区内见细密点状回声，加压前后细密点状回声有运动感。病变区内及病变边缘部常可见较丰富彩色血流信号，血管走行不规则，部分血流纤细（图 4-8-7）。

上述各种类型均可出现局灶坏死并形成脓肿，片状低回声型及弥散型均可发生病变液化坏死向皮肤表面破溃而形成瘘管，两个相邻的坏死区之间可相互连通而形成窦道。

【鉴别诊断】

（1）慢性乳腺炎与乳腺癌的鉴别　乳腺癌表现为单侧乳房内均匀或不均匀的低回声肿块，肿块轮廓不规则，边缘模糊或毛糙，内部可能显示异常血流信号（血流信号增多或血流异常分布）。而慢性乳腺炎通常表现为病灶内部呈紊乱不均的实性低回声，部分低回声中可伴不规则无或低弱回声，肿块质软，受压可变形；临床表现有别于乳腺癌的炎症特征，可伴乳房红肿、触痛等炎症表现。其中病史长以及肿块质地是重要的鉴别点。

（2）肉芽性乳腺炎与乳腺导管内癌的鉴别　鉴别点在于乳腺导管内癌常伴微小钙化，病变区域内不伴有微小脓肿形成，血供丰富，但丰富程度远低于肉芽肿性乳腺炎（图 4-8-8）。

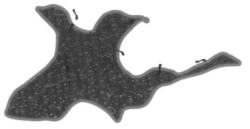

图4-8-6 肉芽肿性乳腺炎（片状低回声型）

边缘不光整的片状回声，CDFI 示片状低回声周边及内部可见明显丰富的血流信号

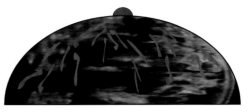

图4-8-7 肉芽肿性乳腺炎（弥散型）

局部未见明显肿块回声，可见局部腺体内大片状低回声区，无明显边界，内部回声减低、不均匀，弥漫低回声区内间有部分中等回声。彩色多普勒超声显示片状低回声区内部分区域及周边血流信号明显增多、丰富

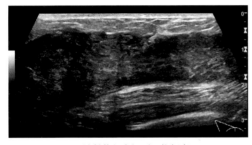

(A) 放射状扫查切面二维超声

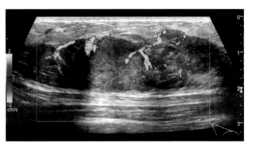

(B) 放射状扫查切面彩色多普勒超声

图4-8-8 乳腺导管内癌

右乳外侧触及肿块，无红肿热痛。（A）示乳内片状低回声区，形态不规则，平行生长，边缘不光整，内部回声不均匀，未见明显点状高回声，后方回声稍增强，浅筋膜层回声连续；（B）示其内探及较丰富的血流信号病理：乳腺导管内癌，病变区伴微小钙化

（3）慢性乳腺炎与炎性乳腺癌的鉴别　炎性乳腺癌常为单侧乳房内存在广泛的皮肤增厚和水肿，乳房内部可见不规则的低回声肿块，边缘模糊或毛糙，肿块内可能显示异常血流信号（血流信号增多或血流异常分布），乳房皮肤下的淋巴管扩张和淋巴结肿大（图4-8-9）。而慢性乳腺炎虽然在皮肤层及皮下脂肪层的改变与炎性乳腺癌相似，但乳房内通常不具备质硬的实性肿块，病变区不伴有点状钙化及迂曲走行的穿支血管，且慢性乳腺炎通常具有较长的病史且易出现破溃流脓，病变区不会持续性增大。炎性乳腺癌腋窝淋巴结肿大时常具有典型的转移淋巴结特征，有别于慢性乳腺炎的腋窝淋巴结肿大。

（4）肉芽肿性乳腺炎结节/肿块型与乳腺良性肿块的鉴别　乳腺良性肿块常表现为单侧乳房内均匀或不均匀的低回声肿块，肿块边缘光整，形态规则，肿块内部可能显示血流信号，但一般不丰富，患者一般无乳房触痛、红肿等炎症表现。而肉芽肿性

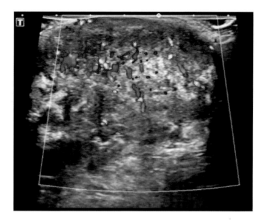

图4-8-9 炎性乳腺癌

乳腺内可见实性低回声肿块，形态不规则，平行生长，边缘不光整，内部回声不均匀，可见多发点状高回声，后方回声衰减，肿块侵犯皮肤层。CDFI 示肿块内可见明显丰富血流信号

乳腺炎结节 / 肿块型常为双侧或单侧乳房内存在不均匀低回声或低、无混合回声区，呈不规则形态，不均匀低回声或低、无混合回声区可见管状结构扩张、分支或纤维化，可伴有乳房触痛、红肿、温度升高等炎症表现，血流信号一般较正常乳腺组织稍增多，但不像恶性肿瘤明显增多。

【特别提示】

乳腺炎的鉴别诊断需要密切结合病史，以及临床查体。急性炎症通常并发红、肿、热、痛和局部功能障碍等炎症改变，而慢性炎症特别是在病灶初期常无明显的皮肤改变。另外，急性炎症起病迅速而易于诊断，慢性炎除对病程及病情进行评价外，需要结合影像学检查，不同的影像学检查具有各自的优势，同时需要结合影像特征进行鉴别诊断。

乳腺炎患者乳腺 X 线摄影表现为局限不对称密度、形态不规则结节或肿块以及全乳弥漫肿胀。或伴有其他次要征象：皮肤水肿、增厚，乳头内陷，腋下淋巴结肿大等。MRI 表现分为肿块样病变和非肿块样病变。肿块样病变病灶范围较局限，形态较规则，边界多较清晰。非肿块型病变病灶呈节段性或区域性或沿导管分布，病变范围较广，可自乳头向后按节段锥形分布，最大病变可占据半个乳房，边缘模糊。

第九节 男性乳腺发育

【临床特点】

男性乳腺发育（gynecomastia）是男性乳腺最常见的良性疾病，在男性群体的发生率为32%～65%，是由于乳腺的腺体和间质两者共同增生与肥大所致的男性乳腺增大。

男性乳腺发育通常以乳头后方为中心分布，可为单侧，也可为双侧，在乳晕下可见纽扣样结节性增大；查体可显示乳晕后方坚实的盘状组织，呈向心性，可活动且常伴触痛；质韧伴触痛的腺体组织与周围较软的脂肪组织之间的界限尚清楚。

男性乳腺发育的年龄段呈双峰分布：第一个峰值在青春期，第二个峰值在 50 岁左右。男性乳腺发育在 25 岁以前，通常与青春期激素水平变化有关，而年龄较大时，可由功能性肿瘤（如睾丸间质细胞瘤、分泌 hCG 的生殖细胞肿瘤、肺癌或其他肿瘤），以及肝硬化或药物所致。

【扫查要点】

反复多切面扫查，注意乳头后方回声改变，评价病变的范围、病变区组织成分特点等。同时需评价病变区内及其周边血流信号以及临床信息。病变区域范围过大时，可采用宽景成像进行显示。

【断面显示】

以乳头为中心的横切面扫查及与之相垂直的纵切面扫查超声图见图 4-9-1。

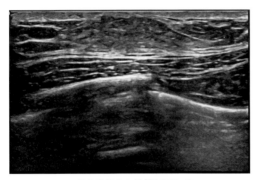 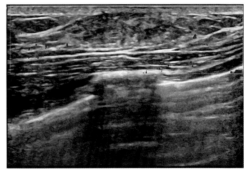

(A) 以乳头为中心的横切面扫查　　　　　　(B) 以乳头为中心的纵切面扫查

图4-9-1　男性乳腺发育超声断面

【超声表现】

男性乳腺发育声像图可分三型。

（1）Ⅰ型为回声增强型，呈梭形、扁平形或长椭圆形，内部回声与女性正常乳腺组织回声相似，与后方胸肌较低回声形成清晰界面（图 4-9-2）。

（2）Ⅱ型为低回声型，呈椭圆形或扁平形，低回声中间有细线状带状回声或斑片状强回声，使回声强弱不等、分布不均，呈网络状改变，边界不甚规则，不均质低回声块无包膜。如伴有导管增生时可显示扩张的条状或管状低回声（图 4-9-3）。

（3）Ⅲ型为弥漫高回声型，增大的乳腺腺体呈弥漫的致密高回声，可呈扇状，伸向乳腺深部脂肪组织内，乳头后方导管结构呈低回声，其内血流信号不明显（图 4-9-4）。

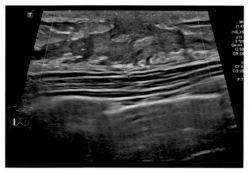

图4-9-2　男性乳腺发育
（Ⅰ型：回声增强型）

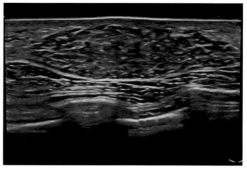

图4-9-3　男性乳腺发育
（Ⅱ型：低回声型）

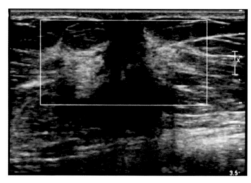

图4-9-4　男性乳腺发育（Ⅲ型：弥漫高回声型）

【鉴别诊断】

（1）男性乳腺发育与男性乳腺癌的鉴别　男性乳腺癌好发于老年，多为单发于偏乳头乳晕区的孤立结节，质地坚韧且边界不清，形状不规则，可与表层皮肤或胸肌筋膜粘连，或伴有乳头凹陷及同侧腋淋巴结转移。而男性乳腺发育时并不具备结节或肿块型改变，仅表现为乳头后方的盘状腺体增生，可显示明显的导管回声。需要注意的是男性乳腺癌常与男性乳腺发育并存。

（2）男性乳腺发育与假性男性乳腺发育症的鉴别　假性男性乳腺发育症发生于肥胖老年男性，皮下脂肪丰满，尤其是双侧乳房部位，触诊时组织柔软、边界不清、无明显肿物触及，超声显示为脂肪组织，无乳腺组织。而男性乳腺发育通常呈现乳头后方的乳腺组织增生。

【特别提示】

男性乳腺发育的诊断及鉴别诊断都需结合病史以及相关影像学表现进行。男性乳腺发育超声特征明显，易于诊断，而且操作简便。男性乳腺发育的 X 线摄影特征是乳头后方可见呈扇状或分支状的致密影，典型征象是呈"火焰"样改变，并向乳头侧后方延伸，通常可分为下列 3 型。

① 结节型（也称 I 型或发育良好型）：X 线摄影特征为乳头后方出现大部分边界清楚的结节，可呈扇状，向乳腺深部组织延伸，后缘较模糊，逐渐消失于前胸壁脂肪内。

② 分支型（也称 II 型或纤维静止型）：X 线摄影特征为分布于乳头后方的分支状结构，超声表现为线状、条状、分支状影，呈放射状伸向乳腺深部脂肪组织内，以外上象限为著。

③ 弥漫型或弥漫结节型：X 线摄影特征为增大的乳腺内弥漫的结节样高密度影。

第十节　隆乳术

隆乳术方法很多，常见的隆乳术有 3 种：①注射式隆乳术；②假体隆乳术；③自体脂肪隆乳术。超声可为假体植入术提供术中定位并观察充填效果，同时有助于假体植入术后观察假体的形状、大小、位置及有无破裂、溢漏，确定有无组织反应等并发症。对于注射式假体植入的抽取术后，通过超声可观察假体取出状况、有无残留及残留的位置等。

一、注射式隆乳术

【临床特点】

注射式隆乳术是把隆胸材料（如 HPAMG、奥美定）注射进乳房，从而达到隆胸目的。注射式隆乳术被认为"是一种没有退路的手术"，一旦出现问题，注射的东西很难取出来。注入的隆胸材料位于乳腺腺体后脂肪间隙，位置相对固定。

【扫查要点】

反复多切面扫查，注意注射材料与腺体等之间的关系，评估注射材料的位置及范围，以及注射材料内回声特征。同时需评价临床信息。全乳评价时，可采用宽景成像进行显示。

【断面显示】

注射式隆乳用宽景成像图可清晰显示腺体层、注射材料及胸大肌层间的层次关系（图 4-10-1）。

【超声表现】

（1）正常状况下，乳腺腺体层后方与胸大肌之间可见无壁状的无回声区，无回声区中央部回声均匀，边缘部常与周围组织分界不清；假体的回声因隆胸材料的不同而有所不同，假体内机化时可出现网格状回声（图 4-10-1、图 4-10-2）。

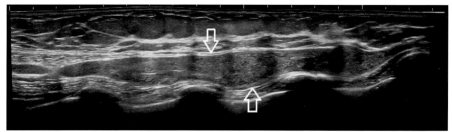

纵切面扫查

图4-10-1　注射式隆乳超声宽景成像图

假体位于腺体层后方、肌层前方（⟹）

（2）注射物移位或异位时，可见腺体内或脂肪层内无回声区，边缘光整或不光整，其内回声不均匀，后方回声增强，CDFI示其内部及其周边未见明显彩色血流信号。异位的假体可出现异物肉芽肿，此时肿块内呈低、无混合回声，低回声区可检出少许彩色血流信号。

（3）假体取出术后部分残留时，可在原假体植入位置探及与原假体回声一致的异常回声（图4-10-3）。

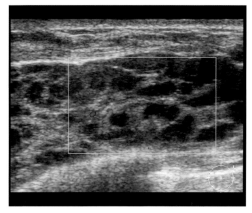

图4-10-2　注射式隆乳

假体内因机化而表现为等回声与无回声间隔的网格状回声

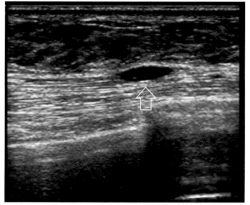

图4-10-3　注射式隆乳取出术后残留
（⟹）

（4）发生炎症改变并大量积脓时，可见假体层明显增厚，其内回声混浊，混浊回声区边缘血流信号增多、丰富（图4-10-4）。

（5）极少数病例并发乳腺癌时，肿瘤组织可向假体内生长（图4-10-5）。

【鉴别诊断】

本病有明显的手术病史，与其他乳腺疾病不难鉴别；但假体异位时，需与乳腺囊肿相鉴别。

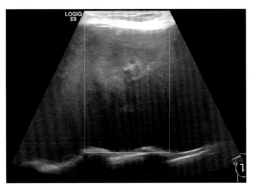
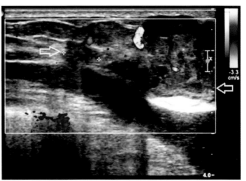

图4-10-4　注射式隆乳术后合并感染　　　　图4-10-5　注射式隆乳术并发乳腺癌

假体区大量积脓，假体层明显增厚，其内回声混浊　　　肿瘤组织向假体内生长（⟹）

【特别提示】

大量 HPAMG 注入乳腺腺体后脂肪间隙，没有包裹，在多重因素（外力等）的作用下，注射物可移动，游走于乳腺腺体及皮下脂肪中，形成多个结节。临床表现为患乳变形，可触及单个或多个中等硬度的孤立性结节。发生炎症改变并大量积脓时，可见单侧乳房体积明显增大，出现红、肿、热、痛等炎性改变。极少数病例可并发乳腺癌等，与所采用假体材料有关。

二、假体隆乳术

【临床特点】

假体隆乳术是指通过手术的方法，将假体放置在胸大肌和胸壁之间的间隙或腺体后方的乳房后间隙。假体种类很多，硅胶乳房假体隆乳术是目前最主要和最普遍的隆乳手术方式。

【扫查要点】

反复多切面扫查，注意置入假体所在层次、与腺体等之间的关系，评估假体的位置、假体周边改变等。同时需评价临床信息。进行假体位置及假体与腺体间关系评价时，可采用宽景成像显示。

【断面显示】

以乳头为中心的放射状扫查及与之相垂直切面扫查超声图见图 4-10-6。

【超声表现】

（1）正常状况下，在腺体或胸大肌的后方可见囊袋状无回声区，边界清，厚壁或者双层壁状回声，无回声区后方回声增强，无回声区内及周围未见彩色血信号（图4-10-6）。

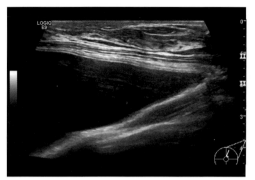 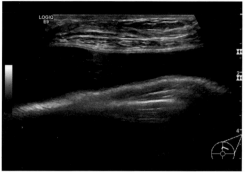

(A) 以乳头为中心的放射状扫查切面　　　　　　(B) 以乳头为中心的放射状扫查切面
（与导管走行方向一致）　　　　　　　　　　　（与导管走行垂直方向）

图4-10-6　假体隆乳术超声断面

（2）囊袋状假体过大时，囊袋周边不能平展而呈波浪状，假体与腺体或胸大肌间偶可见少量积液（图4-10-7）。

（3）囊袋状假体破裂后，在腺体或胸大肌后方可见多条反折的厚壁或双层囊壁回声，多条反折囊壁回声间可见少量无回声区（图4-10-8）。

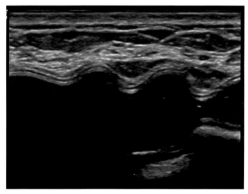 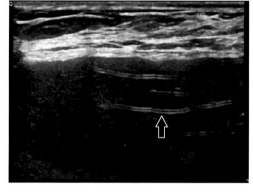

图4-10-7　假体隆乳术（一）　　　　　　图4-10-8　假体隆乳术（二）

囊袋周边呈波浪状，囊袋与胸大肌层间可见无　　假体破裂后，胸大肌后方可见多条反折的厚壁或双
回声　　　　　　　　　　　　　　　　　　　　层囊壁回声（⇨）

【鉴别诊断】

本病有明显的手术病史，与其他乳腺疾病易鉴别。

【特别提示】

硅橡胶液和水凝胶液的假体较少发生渗漏，所以被广泛采用，但单层囊状结构的假体依然有渗漏后引起局部组织红肿、硬结、化脓的危险，因而也有人采用双层囊结构以增加其安全性，即在硅橡胶液或水凝胶液假体外再加一层盐水囊。

三、自体脂肪隆乳术

【临床特点】

自体脂肪隆乳术是将自身体内提取的脂肪注射至乳房区，让它重新生长，与自身乳房融为一体，使乳房丰满、有型（大腿脂肪成活率最高）。自体脂肪隆乳术方法：将抽出的脂肪细胞经过离心提纯，筛选出具有活性的脂肪细胞，从腋下或乳房下皱襞注射到乳腺后腔或皮下，注射量50～150ml。自体脂肪隆乳术具有操作简便、创伤小、供区皮肤表面几乎不留瘢痕的优点，而且自体脂肪细胞组织相容性好，没有免疫排斥反应及毒性物质吸收等问题，故临床使用较为广泛。

【扫查要点】

反复多切面扫查，注意注射自体脂肪与腺体等之间的关系，评估注射自体脂肪的位置及范围，以及有无坏死、液化、钙化等。同时需评价临床信息。病变区域范围过大时，可采用宽景成像显示。

【断面显示】

左乳自体脂肪隆乳术后乳头上方横切面超声图见图4-10-9。

【超声表现】

（1）正常情况下，注入的成活的自体脂肪与周围脂肪组织呈同等回声（图4-10-9）；但产生囊肿、纤维化或钙化、脂肪坏死等后遗症时，表现为局部脂肪层内的无回声、高回声或强回声区等。少部分病灶自体脂肪移植后，除局限性脂肪坏死外，还会并发炎症，乃至形成脓肿（图4-10-10）。

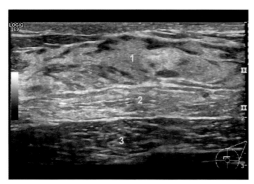

图4-10-9　自体脂肪隆乳超声断面

1—腺体层；2—注射脂肪假体；3—肌层

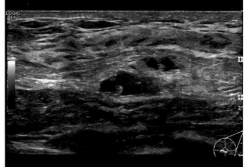

图4-10-10　自体脂肪隆乳术后局限性脂肪坏死

腺体层后方、肌层前方为注入的自体脂肪，其内低无回声区为局灶坏死的脂肪组织

（2）乳腺全容积成像可显示成活脂肪与脂肪坏死所处的层次、位置、范围以及相互间的位置关系（图4-10-11）。

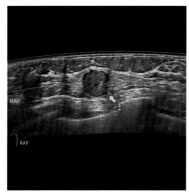 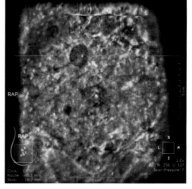

(A) 横切面扫查二维超声　　　　　　　　(B) 冠状切面扫查二维超声

图4-10-11　自体脂肪坏死ABUS图像（➡）

【鉴别诊断】

本病有明显的手术病史，与其他乳腺疾病易于鉴别；但自体植入脂肪坏死时，其超声表现与单纯脂肪坏死很难鉴别，需结合病史。

【特别提示】

自体脂肪游离移植术后成活率不高，容易出现脂肪堆积，因供血不足导致脂肪坏死、溶解、吸收，极易引发感染，出现乳房疼痛、囊肿、纤维化或钙化、乳房变形、脂肪坏死等后遗症。

第十一节　乳腺区域其他良性疾病

乳腺区域除腺体及相关性疾病外，乳腺区域的皮下脂肪、皮肤层等各种组织结构均可发生相关病变，这些病变除乳腺蒙多病外均可发生于其他部位，但因发生于乳腺区域，因此在2013版 ACR BI-RADS 分类中，统一将此类良性病变归为 BI-RADS 2类。

一、脂肪瘤

【临床特点】

脂肪瘤是最常见的软组织良性肿瘤之一，好发于任何年龄及任何有脂肪存在的部位。临床表现为缓慢生长的无痛性肿块，常无意中发现。位于体表的脂肪瘤质地较软，可推动，边界清楚，无压痛；位于深部或较小的脂肪瘤触诊较困难。脂肪瘤可单发，亦可多发，大小不等。本节仅叙述发生于乳腺部位皮下脂肪层内的脂肪瘤。

【扫查要点】

反复多切面扫查，注意病变与腺体组织的关系，以及内部回声改变。同时需评价瘤内血流信号以及临床信息。肿瘤体积过大时，可采用宽景成像显示。

【断面显示】

以乳头为中心的放射状扫查切面及与之相垂直扫查切面超声图见图4-11-1。

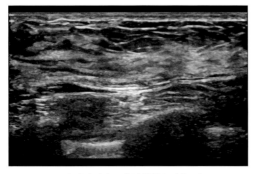 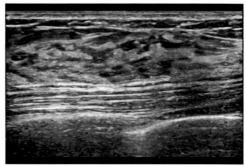

(A) 以乳头为中心的放射状扫查切面　　　　　　(B) 以乳头为中心的放射状扫查切面
（探头长轴与乳腺导管走行一致）　　　　　　　（探头长轴与图A垂直）

图4-11-1　脂肪瘤超声断面

（A）可见长条状走行的乳腺导管；（B）可见低回声乳腺导管断面

【超声表现】

（1）乳腺区域皮下圆形、椭圆形的高回声、低回声或中等回声团，可单发或多发，内部回声较均匀一致，边缘光整，有包膜（图4-11-2）。

（2）病变内部回声的不同，取决于瘤体内成分。彩色多普勒显示一般内部未见明显血流信号，偶尔见少量点状血流信号（图4-11-3）。

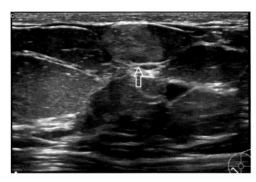 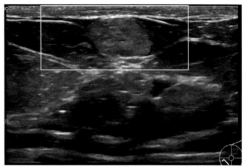

图4-11-2　乳腺脂肪瘤（⟹）（二维超声）　　图4-11-3　乳腺脂肪瘤（彩色多普勒超声）

【鉴别诊断】

（1）乳腺皮下脂肪瘤与乳腺纤维腺瘤的鉴别　乳腺皮下脂肪瘤位于皮下脂肪层内，呈高回声、低回声或中等回声；乳腺纤维腺瘤位于腺体层内，呈稍低回声，边缘光整，有包膜。

（2）乳腺皮下脂肪瘤与正常脂肪组织的鉴别　正常脂肪组织则广泛分布在皮下组织，通常呈均匀分布，没有明显结节，其在超声图像中呈均匀的等回声，没有明显的后方声影。正常脂肪组织在超声检查中也可显示移动性，但明显不如皮下脂肪瘤。而皮下脂肪瘤通常位于皮下组织层与皮肤之间，呈高回声、低回声或中等回声，为形态规则、边缘光整的结节状或椭圆形（肿块），可以是单个或多个，通常具有较好的移动性，可以在皮下组织中轻松推动。

【特别提示】

脂肪瘤按位置可分为脂肪层脂肪瘤、肌间脂肪瘤、筋膜间脂肪瘤，按成分可分为纤维脂肪瘤、血管脂肪瘤。

二、表皮样囊肿

【临床特点】

表皮样囊肿是角质囊肿的一种，多为外伤导致表皮基底细胞层进入皮下生长，紧贴皮肤，囊壁为表皮，囊内为角化鳞屑，多见于易受外伤和磨损的部位。表皮样囊肿可发生在任何年龄，也可发生在全身任何部位的皮肤或皮下软组织浅层，临床多无症状。患者因皮下扪及肿块、肿块增大或继发感染等就诊，乳腺部位的表皮样囊肿也非常常见。

【扫查要点】

反复多切面扫查，注意病变与皮肤层及皮下脂肪层、腺体层的关系，以及内部回声改变。同时需评价其内部及周边血流信号以及临床信息。

【断面显示】

表皮样囊肿病灶横切面及纵切面扫查超声图见图4-11-4。

【超声诊断】

（1）皮下边缘光整的圆形或椭圆形低回声，内回声均匀或不均匀，部分伴裂隙样低回声、片状无回声或点状、短线状高回声，内部回声与囊腔内角化物成分有关（图4-11-3）。

（2）彩色多普勒显示病灶无血流信号（图4-11-4），当表皮样囊肿破裂合并急性感染时囊肿周边可见丰富血流信号。

【鉴别诊断】

乳腺表皮样囊肿需与积乳囊肿鉴别：表皮样囊肿位于皮下，一般体积较小；积乳囊肿位于腺体内，多在哺乳期和哺乳后形成。

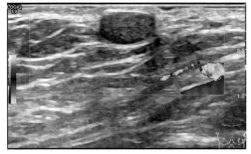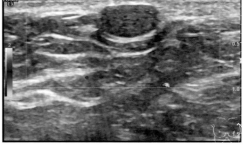

(A) 横切面扫查　　　　　　　　　　　　　(B) 纵切面扫查

图4-11-4　左腋下表皮样囊肿

（A）示左腋下边缘光整的椭圆形低回声，内回声均匀，彩色多普勒显示无血流信号

【特别提示】

有研究认为表皮样囊肿可能是一种单胚层源性的真性良性肿瘤，大多数情况下体积较小，比较容易诊断，约 5% 可发生恶变。

三、蒙多（Mondor）病

【临床特点】

蒙多病又称胸壁浅表血栓性静脉炎，是一种以病变部位突发性疼痛或扪及条索状肿物为主要特征的临床少见病。容易受累的部位是胸腹壁、乳腺、上肢、腹股沟、阴茎等，尤以胸腹壁、乳腺常见。主要临床表现是突发的局部疼痛和紧缩感，活动时牵扯痛加重，随后患部皮下可见或可触及沿血管走行的长短不一的硬条索状物，局部无红肿疼痛，沿条索状物可略发红或发黄，一侧或两侧均可发生，与皮肤相连，直径 2 ～ 4mm。

【扫查要点】

反复多切面扫查，注意病变区域走行、与腺体组织的关系，以及内部回声改变。同时需评价病变内血流信号以及临床信息。

【断面显示】

血管走行方向扫查切面及冠状扫查切面超声图见图 4-11-5。

【超声表现】

（1）乳腺区域皮下浅静脉扩张，呈管状无回声或低回声，形似串珠，管壁清晰 [图 4-11-5（A）]。

（2）彩色多普勒超声示内部未见明显血流信号，在病变后期静脉再通后可出现血流信号 [图 4-11-5（B）]。

（3）自动乳腺容积超声（ABUS）冠状面显像，可见皮下迂曲走行的低无回声［图4-11-5（C）］。

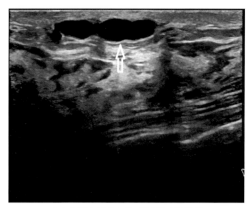

(A) 血管走行方向扫查切面二维超声

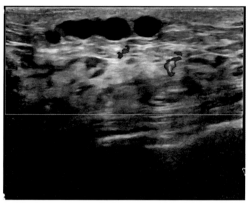

(B) 血管走行方向扫查切面彩色多普勒超声

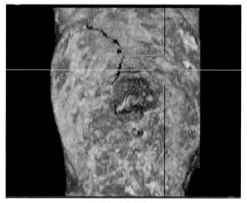

(C) 冠状扫查切面ABUS

图4-11-5 蒙多病

（A）示扩张静脉（⟹）；（B）示扩张静脉内未见血流信号，（C）可见迂曲走行的条状无回声

【鉴别诊断】

（1）乳腺蒙多病与乳腺导管扩张症的鉴别 乳腺导管扩张症时扩张的导管位于腺体层内，好发于非哺乳期，可延续至乳头，管腔透声差，形成脓肿时，加压探头可见流动感，局部血流信号较正常组织丰富，血流频谱为低阻型。乳腺蒙多病的超声表现为病变部位皮下脂肪浅部探及管道状结构，管壁清楚，可呈串珠样改变，管道内充满弱回声，加压探头管状结构不可被压缩，CDFI 示管道内无血流信号。

（2）乳腺蒙多病与胸壁血肿的鉴别 胸壁血肿多由外伤引起，局部皮肤可见皮肤淤血及肿胀。其声像图可见局部组织肿胀，结构紊乱，边缘不清，呈低回声，有时可见小无回声区，压之可见其形状改变，有时可见到破入其内的小血管。肌层血肿时可见部分肌纤维断裂，肌纤维紊乱。乳腺蒙多病患者无外伤史，其病变为位于皮下脂肪浅部形成血栓的静脉，其周围局部组织无明显改变。

（3）乳腺蒙多病与皮下血管瘤的鉴别　皮下血管瘤好发于头面部，外观呈鲜红或者紫红色，超声表现为皮下实性高回声或低回声团块，边缘光整，内部回声不均匀，后方回声可略增强，探头加压后可发生形变，CDFI 示瘤体内见较丰富的五彩斑斓血流信号，在瘤体深部可见大血管主干插入。乳腺蒙多病局部皮肤外观无明显变化，病变为位于皮下脂肪浅部的管道状结构，管壁清楚，可呈串珠样改变，管道内充满弱回声，加压探头管状结构不可被压缩，CDFI 示管道内无血流信号。

【特别提示】

乳腺蒙多病病因不明，据报道局部慢性感染、外伤、手术等可能为诱发因素，好发年龄为 30 ～ 35 岁，男女均可发生，女性较多见。蒙多病的病理基础是受累部位皮下的大静脉局部非感染性硬化性血栓闭塞性静脉炎和静脉周围炎。本病是自限性疾病，多在 6 ～ 7 个月内自行消退。

第五章

乳腺恶性肿瘤

乳腺癌的病理类型很多，根据癌细胞对周围组织的侵犯程度和远处转移的可能性大小，大体上可以将乳腺癌分为非浸润性癌、早期浸润性癌和浸润性癌等。①非浸润性癌：也称原位癌，指的是癌细胞局限在乳腺导管内，没有突破上皮基底膜向导管外侵犯，理论上不具备转移能力的一种癌。非浸润性癌主要包括小叶原位癌和导管内癌等。②早期浸润性癌：是原位癌转变为浸润性癌的早期阶段，癌细胞突破上皮基底膜，向间质浸润，但浸润程度较小，一般小于10%，很少发生癌灶转移。早期浸润性癌主要包括小叶原位癌早期浸润和导管内癌早期浸润。③浸润性癌：是指癌细胞突破了上皮基底膜的限制后，广泛侵犯周围组织，容易发生癌灶转移。根据癌的原发部位又可将浸润性癌分为以下几种。a.特殊型浸润性乳腺癌：包括乳头状癌、髓样癌（伴大量淋巴细胞浸润）、小管癌、大汗腺样癌、鳞状细胞癌等。b.非特殊型浸润性乳腺癌：包括浸润性导管癌、浸润性小叶癌、硬癌、髓样癌（无大量淋巴细胞浸润）、腺癌等。临床上，非特殊型浸润性乳腺癌最为常见，占所有乳腺癌的80%。这种类型一般分化程度较低，恶性程度高，预后相对较差。

第一节　非特殊型浸润性乳腺癌

2012版WHO乳腺肿瘤分类中将浸润性导管癌（非特殊类型）命名修改为非特殊型的浸润癌。非特殊型浸润性乳腺癌是浸润性乳腺癌中最常见的类型，占浸润性乳腺癌的65%～75%。乳腺浸润性小叶癌（invasive lobular carcinoma，ILC）是乳腺癌的第二大常见类型，占浸润性乳腺癌的5%～10%；大约5%的浸润性乳腺癌具有小叶和导管两种分化特征，属于混合型癌（混合型浸润性导管癌和浸润性小叶癌）。

【临床特点】

非特殊型浸润性乳腺癌发病率随年龄增长而增加，多见于40岁以上女性。当肿块直径大于20mm时容易被患者或临床医师触诊发现；当肿块直径小于10mm（小乳癌）时，结合临床触诊及超声所见，其诊断率明显提高。

组织学上，非特殊型浸润性乳腺癌代表着最大的一组浸润性乳腺癌，这类肿瘤常以单一形式出现，少数混合其他组织类型；部分肿瘤主要由浸润性导管癌组成，伴有一种或多种其他组织类型。大体病理下，非特殊型浸润性乳腺癌外形不规则，常常有星状或者结节状边缘；质地较硬，有沙粒感；切面一般呈灰白、灰黄色。如癌组织侵及乳头且又伴有大量纤维组织增生时，由于癌周增生的纤维组织收缩，可导致乳头下陷。如癌组织阻塞真皮内淋巴管，可致皮肤水肿，而毛囊汗腺处皮肤相对下陷，呈橘皮样外观。晚期乳腺癌形成巨大肿块，肿瘤向癌周蔓延，形成多个卫星结节。如癌组织穿破皮肤，可形成溃疡。

【扫查要点】

反复多切面扫查，注意病变与腺体、导管、脂肪层及浅筋膜层的关系，以及病变的特征、内部回声等改变。同时需评价瘤内血流信号以及临床信息。肿瘤体积过大时，可采用宽景成像显示。

【断面显示】

以乳头为中心的放射状扫查切面及与之相垂直切面超声图见图5-1-1。

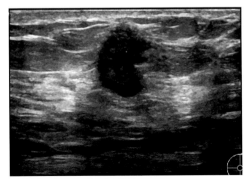 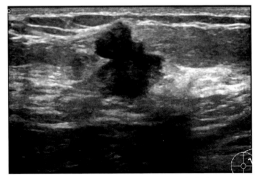

(A) 放射状扫查切面　　　　　　　　　　(B) 放射状扫查切面（与图A垂直方向）

图5-1-1　非特殊型浸润性乳腺癌超声断面

【超声表现】

1. 典型表现

①腺体层内可清晰显示的肿块。

②不规则形态：肿块形态一般均不规则，呈分叶状、蟹足状、毛刺状等，为肿块浸润性生长侵蚀周边正常组织所致（图5-1-2、图5-1-3）。

③非平行生长：肿块生长方向垂直于乳腺平面，肿块越小越明显（图5-1-4）；当

肿块最大径超过 20mm 时一般形态趋于类圆形，而边缘成角改变。

④ 边缘不光整：肿块边缘呈浸润性，无包膜；肿块可浸润脂肪层及后方胸肌，侵入其内部，导致组织结构连续性中断、成角、毛刺等（图 5-1-5）。

⑤ 微钙化：低回声肿块内出现簇状针尖样钙化时要高度警惕非特殊型浸润性乳腺癌，有时微钙化是发现癌灶的唯一线索（图 5-1-6）。

⑥ 极低内部回声：肿块内部几乎都表现为低回声，大多不均匀，有些肿瘤回声太低似无回声暗区，此时需要提高增益来鉴别。

⑦ 后方回声减低：目前多认为肿块后方回声减低是因癌组织内间质含量高于实质，导致声能的吸收衰减而致。

⑧ 周围组织改变：伴随肿瘤对周围组织侵蚀、破坏及牵拉，可出现皮肤局灶性或弥漫性增厚，肿瘤侵袭脂肪层或胸大肌层（图 5-1-7）；肿瘤生长导致的组织水平构象改变及周边导管扩张，累及 Cooper 韧带导致 Cooper 韧带平直、增厚，皮下软组织水肿等。

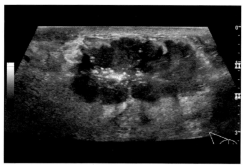

图5-1-2　非特殊型浸润性乳腺癌

超声示右乳肿块形态不规则，呈小分叶状，平行生长，边缘不光整，局部成角，内可见多发聚集点状高回声，后方呈混合回声，浅筋膜浅层回声中断

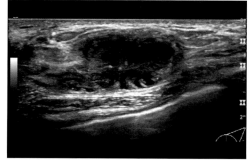

图5-1-3　非特殊型浸润性乳腺癌

超声示左乳肿块形态不规则，呈小分叶状，边缘不光整，内可见多发点状高回声，后方回声增强，浅筋膜浅层回声模糊

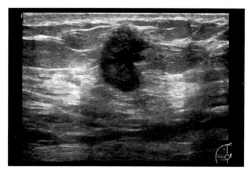

图5-1-4　非特殊型浸润性乳腺癌

肿块非平行生长

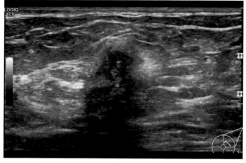

图5-1-5　非特殊型浸润性乳腺癌

肿块边缘成角

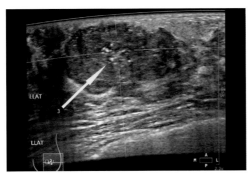

图5-1-6 非特殊型浸润性乳腺癌

肿块内簇状针尖样钙化（→）

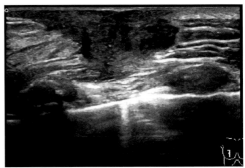

图5-1-7 非特殊型浸润性乳腺癌

侵袭脂肪层或胸大肌层

⑨ 特异性血流信号：肿块边缘、内部出现增粗、扭曲血管走行（图5-1-8）。

⑩ 腋窝淋巴结转移：不论肿块大小，均可出现腋窝淋巴结转移；大多数转移性淋巴结表现为体积增大，呈类圆形，内部呈低回声，淋巴结门偏心或者消失；多发淋巴结肿大时，淋巴结之间可见融合；彩色多普勒超声检查示淋巴结内血供丰富。

2. 不典型表现

① 小乳癌：小乳癌（small breast cancer）是指乳腺癌的一个特定子类型，主要指的是乳腺癌的肿瘤较小，即肿瘤直径为 6 ～ 10mm 的情况。小乳癌有时也被称为早期乳腺癌或乳腺癌的初期阶段。其二维超声可能出现典型浸润性导管癌声像特点，肿块内部极低回声，非平行生长，跨越两个解剖平面，内部出现微钙化灶，彩色多普勒超声检查示中央性穿心型血供，具备上述特征时诊断非特殊型浸润性乳腺癌比较容易；类圆形或者不规则形癌灶者，则毛刺状边缘是诊断的关键（图 5-1-9）。

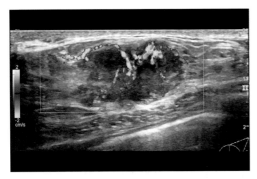

图5-1-8 非特殊型浸润性乳腺癌

肿块血流信号丰富

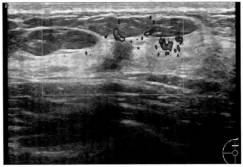

图5-1-9 小乳癌

边缘毛刺

② 非肿块型的非特殊型浸润性乳腺癌：此型多为临床触诊发现质硬包块，乳房腺体层仅见片状极低回声，与周围组织无明确分界，极低回声区可伴或不伴点状高回

声，病变内导管结构走行扭曲，可伴周围组织结构扭曲。彩色多普勒超声检查可见极低回声内粗大扭曲血管穿行，呈花样彩色血流信号（图 5-1-10）。此型多为导管原位癌（ductal carcinoma in situ，DCIS）或浸润性癌伴有广泛分布的 DCIS 成分；诊断主要依靠高敏感彩色血流及微血流检查。

③ 具有光整边缘的非特殊型浸润性乳腺癌：并非所有非特殊型浸润性乳腺癌都具有形态不规则、边缘不光整等典型恶性肿瘤形态，高级别非特殊型浸润性乳腺癌可表现为边缘光整、形态规则的低回声肿块（图 5-1-11），二维形态难以与其他乳腺良性病变进行鉴别，彩色多普勒超声及微血流成像可显示瘤体内明显丰富的血流信号。

④ 肿瘤内伴坏死：部分非特殊型浸润性乳腺癌肿瘤内由于生长过快等因素可出现局灶坏死，坏死区域可出现坏死液化区，表现为局灶低、无回声区，彩色多普勒超声示坏死区无血流显示，而肿瘤非坏死区域可显示彩色血流信号（图 5-1-12、图 5-1-13）。

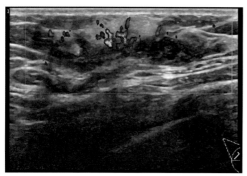

图5-1-10　非肿块型的非特殊型浸润性乳腺癌

血流信号丰富

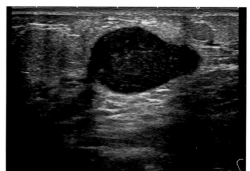

图5-1-11　高级别非特殊型浸润性乳腺癌

病灶边缘光整

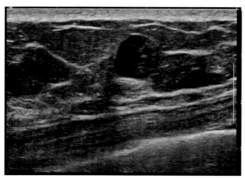

图5-1-12　非特殊型浸润性乳腺癌

肿块内部分坏死，可见无回声区

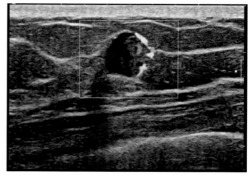

图5-1-13　非特殊型浸润性乳腺癌

肿块内非坏死区域可见血流信号

【鉴别诊断】

（1）非特殊型浸润性乳腺癌与浸润性小叶癌的鉴别　浸润性小叶癌病灶内部钙化少见，低回声肿块内出现簇状针尖样钙化要高度警惕非特殊型浸润性乳腺癌，有时微钙化是发现癌灶的唯一线索。浸润性小叶癌多表现为血供不丰富，少数病例表现为血供丰富，瘤内血管走行扭曲；非特殊型浸润性导管癌肿块内及周边常具有丰富血供，因肿瘤的生长，瘤内血管分布常不均匀。

（2）非特殊型浸润性乳腺癌与乳腺纤维腺瘤等良性肿瘤的鉴别　非特殊型浸润性乳腺癌以膨胀性生长为主时，肿瘤边缘光整，向周围组织呈推挤样生长，质较软，需与乳腺纤维腺瘤等乳腺良性实体性肿瘤相鉴别，肿瘤的生长方式、瘤体内回声特点及血管构象等均有助于其鉴别诊断。

（3）非特殊型浸润性乳腺癌与包裹性乳头状癌的鉴别　包裹性乳头状癌多表现为囊实性肿块，囊性部分壁厚而边缘清晰，实性部分则附于一侧囊壁，形态常不规则，钙化少见。非特殊型浸润性乳腺癌多形态不规则，非平行生长，边缘不光整，内多可见点状高回声，浅筋膜浅层回声中断。

（4）非特殊型浸润性乳腺癌与乳腺纤维腺瘤囊性变的鉴别　乳腺纤维腺瘤囊性变瘤体内不伴丰富血流信号，非特殊型浸润性乳腺癌大多血流信号丰富。

【特别提示】

非特殊型浸润性乳腺癌以非肿块型出现时，需与乳腺腺病、硬化性腺病及放射状瘢痕病变等鉴别。前者的超声特征有瘤体内可见微小聚集的点状钙化及丰富的血流信号、冠状面影像示其结构扭曲，肿块周围可见"汇聚征""虫蚀样"改变；乳腺腺病、硬化性腺病及放射状瘢痕病变周围也可出现"汇聚征"，但病变区域不伴丰富血流。

第二节　浸润性小叶癌

【临床特点】

浸润性小叶癌（invasive lobular carcinoma，ILC）的好发年龄在 45 ～ 67 岁之间，可能与月经初潮年龄小、绝经晚及雌激素替代治疗有关。ILC 肿瘤体积较非特殊型浸润性乳腺癌更大，典型 ILC 病例可见不规则形肿块，临床可触及界限不清的肿块，一些病例仅能触到不确切的细小的或者弥漫的小结节，有的病例则感觉不到异常改变。

【扫查要点】

反复多切面扫查，注意病变与腺体、导管、脂肪层及浅筋膜层的关系，以及病变的特征、内部回声等改变。同时需评价瘤内血流信号以及临床信息。肿瘤体积过大时，可采用宽景成像进行显示。

【断面显示】

浸润性小叶癌病灶横断面及冠状面超声图见图 5-2-1。

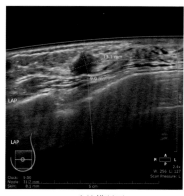 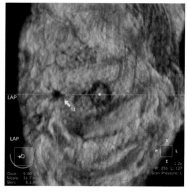

(A) 病灶横断面 　　　　　　　　(B) 病灶冠状面

图5-2-1　浸润性小叶癌超声断面

病灶具有不规则形态，边缘不光整，局部有成角及毛刺，内呈不均匀低回声，内未见点状高回声，后方回声稍衰减，周边可见厚薄不均匀的高回声环。病灶冠状面呈毛刺状或伴"汇聚征"（——▶）

【超声表现】

ILC 超声表现分为肿块型和结构紊乱型两种。

（1）肿块型 ILC（图 5-2-2）

① 多不规则。

② 边缘不光整，局部可有毛刺、蟹足、微小分叶、成角等。

③ 内回声不均匀。

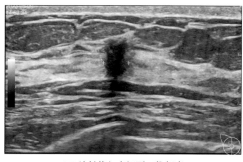 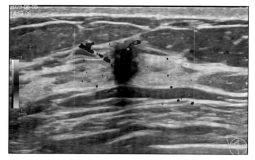

(A) 放射状扫查切面二维超声 　　　(B) 放射状扫查切面彩色多普勒超声

图5-2-2　左乳浸润性小叶癌

（A）示肿块内呈极低回声，形态不规则，非平行生长，边缘模糊不清，内部回声不均匀，后方回声衰减明显，浅筋膜层回声中断，组织结构扭曲；（B）示肿块内可见少许彩色血流信号

④ 后方回声衰减。

⑤ 内部很少见钙化。

⑥ 周边可见厚薄不均匀的高回声环。

⑦ 多数表现为血流信号不丰富，少数表现为血供丰富。

⑧ 多先向腋下淋巴结转移。

⑨ 超声弹性成像：硬度高，超声弹性评分多为4分或5分（图5-2-3）。

⑩ 冠状面成像：多呈毛刺状或伴"汇聚征"；周边见厚薄不均匀的高回声环。

（2）结构紊乱型　结构紊乱区无明显肿块。少数ILC病例呈现多中心病灶，表现为同一乳房见多个类似结节存在。冠状面影像有助于多病灶检出及结构紊乱的评价。

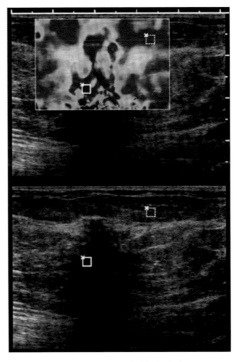

图5-2-3　浸润性小叶癌

超声弹性成像示病灶内硬度明显增高，且硬度分布不均匀

【鉴别诊断】

（1）ILC与非特殊型浸润性乳腺癌的鉴别　常规超声鉴别两者很难。当同一乳腺出现多个癌灶时，提示浸润性小叶癌的可能性大。ILC病灶内部钙化少见，低回声肿块内出现簇状针尖样钙化时要高度警惕非特殊型浸润性乳腺癌，有时微钙化是发现癌灶的唯一线索。ILC多数表现为血供不丰富，少数表现为血供丰富，瘤内血管走行扭曲；非特殊型浸润性乳腺癌肿块内及周边常具有丰富血供，因肿瘤的生长，瘤内血管分布

常不均匀。

（2）乳腺腺病或纤维腺瘤与浸润性小叶癌的鉴别　其鉴别可以通过以下方面进行。①症状和体征：乳腺腺病或纤维腺瘤通常表现为乳房疼痛、肿块或肿块感。而浸润性小叶癌可能没有明显的症状，或者在早期可能无症状。当肿瘤增大时，可能会出现肿块、皮肤凹陷、乳头溢液等症状。②影像学表现：乳腺腺病或纤维腺瘤在乳腺 X 线摄影或乳腺超声检查中通常呈现为圆形或椭圆形的良性肿块，边缘光整，可能伴有囊性成分。而浸润性小叶癌在影像学检查中可能表现为不规则形状的肿块，边缘模糊，可能伴有钙化或结构扭曲。③组织学检查：细针穿刺活检或手术切除后的病理组织学检查是鉴别乳腺腺病或纤维腺瘤与浸润性小叶癌最可靠的方法。乳腺腺病或纤维腺瘤的病理结果通常为良性的乳腺组织，而浸润性小叶癌则具有癌细胞浸润乳腺组织的特征。

【特别提示】

乳腺 X 线诊断浸润性小叶癌亦较困难，敏感性低于非特殊型浸润性乳腺癌，尤其对于早期病变，乳腺 X 线往往难以显示细微改变或无明显改变。由于浸润性小叶癌微钙化现象较为少见，其乳腺 X 线多表现为低密度的不透明区，常见的恶性表现有密度不对称、结构扭曲等。

ILC 最常见的 MRI 表现是边缘毛刺状的不规则肿块，继而是非肿块强化，见于20% ～ 40% 的病例。ILC 以多灶性、多中心性以及双侧性生长为特征，这主要与 ILC 弥漫的生长方式有关。ILC 的强化方式主要与血管内皮生长因子和病变组织内微血管密度有关，并且可以增加血管通透性。大多数浸润性乳腺癌表现为经典的快速强化和流出型曲线，DWI 上 ADC 值较低；与之不同的是，ILC 表现出达峰时间较晚的趋势，并且延迟期流出型曲线也只见于少数病例。

第三节　乳腺黏液癌

【临床特点】

乳腺黏液癌（mucinous carcinoma）也称黏液样癌或胶样癌，是原发于乳腺的一种少见的特殊类型的乳腺癌，占所有乳腺癌的 1% ～ 4%。通常肿瘤生长缓慢，转移较少见，预后比其他类型乳腺癌为好，腋窝淋巴结转移在黏液性肿瘤中少见（13% 左右）。患者的发病年龄分布广泛（21 ～ 94 岁），患病平均年龄或中位年龄（70 岁）比非特殊型浸润性乳腺癌偏大，以绝经后妇女常见，40 ～ 60 岁为发病高峰，75 岁以上乳腺癌患者约 7% 为黏液癌。

多数乳腺黏液癌患者的首发症状是发现可以推动的乳腺包块，触诊为软至中等硬度。由于黏稠液体被纤维分隔，触诊时可有捻发音。好发于外上象限，其次为外下象限。

大体病理下，肿瘤直径从小于 10mm 至 200mm，平均 28mm。典型乳腺黏液癌具有凝胶样外观，似胶冻状，伴有突出的、清楚的边界，可推动；肿瘤缺乏真正的包膜；囊性变可在体积较大的病例出现。

【扫查要点】

反复多切面扫查，注意病变与腺体、导管、脂肪层及浅筋膜层的关系，以及病变的特征、内部回声等改变。同时需评价瘤内血流信号以及临床信息。肿瘤体积过大时，可采用宽景成像进行显示。

【断面显示】

放射状扫查切面及与之相垂直扫查切面超声图见图 5-3-1。

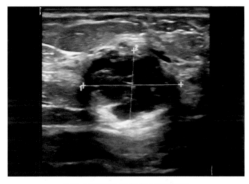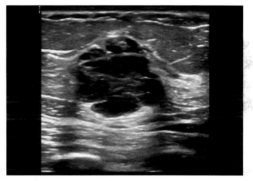

(A) 左乳肿物放射状扫查切面　　　　　　(B) 左乳肿物放射状扫查切面（箭头与图A相垂直）

图5-3-1　左乳腺黏液癌超声断面

【超声诊断】

乳腺黏液癌的超声特征与病理分型密切相关。

（1）单纯型乳腺黏液癌　由于肿块内绝大部分为黏液组织，肿瘤组织及纤维组织较少，故侵袭性较弱，间质反应轻，故其超声图像常表现为低回声肿块、有包膜、形态规则、边缘光整、内部回声均匀、后方回声增强、腋窝淋巴结转移少见等良性征象，较难与纤维腺瘤等良性肿瘤相鉴别。一个单纯的、乏细胞的乳腺黏液癌超声表现为与皮下脂肪层等回声的肿块，而富于细胞的乳腺黏液癌则倾向于表现为稍低回声的肿块。

（2）混合型乳腺黏液癌　混合型乳腺黏液癌是指肿瘤内部的癌细胞产生大量的黏液物质。这种黏液物质可以在肿瘤组织内部形成囊腔或黏液滴，使得肿瘤呈现出黏液性质。因此，混合型乳腺黏液癌的特点是肿瘤内部的黏液较多。相对而言，肿瘤外部的周围组织通常没有明显的黏液分泌，因为黏液主要由癌细胞在肿瘤内部产生和积聚。

典型乳腺黏液癌超声声像见图 5-3-2 ～图 5-3-4。

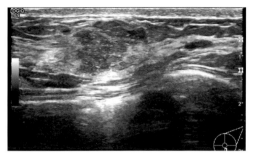
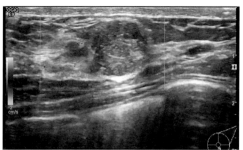

(A) 左乳肿物放射状扫查切面二维超声　　　　(B) 左乳肿物放射状扫查切面彩色多普勒超声

图5-3-2　乳腺黏液癌（一）

左乳可见稍低回声肿块，形态欠规则，平行生长，边缘欠光整，内部回声不均匀，未见明显点状强回声，后方回声稍增强，浅筋膜层回声连续。CDFI示低回声肿块内未见明显血流信号。病理：乳腺黏液癌

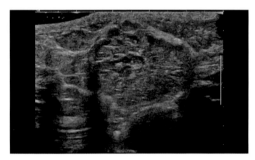
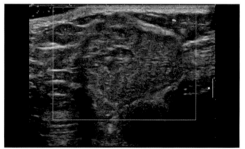

(A) 右乳肿物放射状扫查切面二维超声　　　　(B) 右乳肿物放射状扫查切面彩色多普勒超声

图5-3-3　乳腺黏液癌（二）

右乳4点位可见一低回声肿块，形态尚规则，平行生长，边缘尚光整，内部回声欠均匀，未见明显点状强回声，后方回声稍增强，浅筋膜层回声连续。CDFI示低回声肿块内未见明显血流信号。病理：乳腺黏液癌

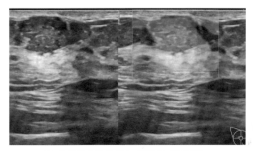
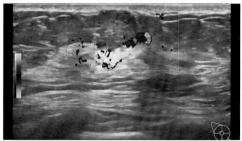

(A) 右乳肿物放射状扫查切面二维超声　　　　　　(B) 右乳肿物彩色多普勒超声
（与导管走行垂直方向）

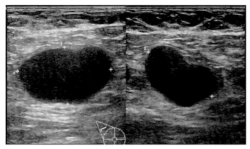
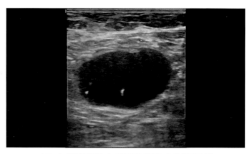

(C) 右侧腋窝淋巴结双切面二维超声　　　　　(D) 右侧腋窝肿大淋巴结彩色多普勒超声

图5-3-4　乳腺黏液癌（三）

（A）示右乳可见一低回声肿块，形态不规则，平行生长，边缘不光整，局部模糊、成角，内部回声欠均匀，未见明显点状强回声，中心见低、无回声区，后方回声稍增强，浅筋膜层回声中断。（B）CDFI 示低回声肿块边缘见少许短条状血流信号，SMI 示低回声肿块内部见稍丰富条状血流信号。（C）右侧腋窝可见多个异常肿大淋巴结，淋巴结皮、髓质结构分界不清，淋巴结门消失，呈均匀低回声。（D）CDFI 示淋巴结内见少许点状血流信号。病理：乳腺黏液癌；腋窝多发淋巴结转移

【鉴别诊断】

乳腺黏液癌被认为系来源于导管癌或非特殊型浸润性乳腺癌。乳腺肿瘤中出现黏液或黏液变性者较多，这就需要与黏液腺癌进行鉴别。

（1）乳腺黏液癌与印戒细胞癌的鉴别　两者是两种乳腺癌的亚型，乳腺黏液癌的特征是癌细胞产生大量黏液物质，形成囊腔或黏液滴，肿瘤组织内呈现黏液性质。而印戒细胞癌的特征是癌细胞具有明显的胞浆内含物，形成大量的胞浆内空泡（印戒细胞），使得细胞呈现印戒样外观。

（2）乳腺黏液癌与乳腺纤维腺瘤、乳腺导管内乳头状瘤、乳腺导管增生等良性疾病的鉴别　以上良性疾病均可伴有局灶性或广泛性黏液样变，但细胞缺乏异型性，乳腺纤维腺瘤有真正的包膜等可资鉴别；而乳腺黏液癌的特点是癌细胞产生大量的黏液物质，尽管黏液癌的癌细胞形态多样，但通常还是会表现出细胞核的异型性，即细胞核的形状、大小和染色性质与正常细胞相比发生了变化。

（3）乳腺黏液癌与转移性黏液腺癌的鉴别　应进行 B 超、X 线、CT、纤维胃镜等检查，以排除消化道、生殖道等其他各部位肿瘤。

【特别提示】

① 在乳腺 X 线摄影上，超过 92% 的乳腺黏液癌表现为实性肿块型，肿块形状常常是圆形或椭圆形，具有光整的边缘，容易与良性病变相混淆。在单纯型乳腺黏液癌中，高达 11% 的病例表现为乳腺组织的局灶性不对称。部分学者认为所有的单纯型乳腺黏液癌和少部分混合型乳腺黏液癌的边缘光整，也有部分学者认为不光整的边缘（模糊、细分叶或毛刺）代表了单纯型乳腺黏液癌的主要特征。目前更多的学者认为边

缘模糊或有毛刺往往提示混合型乳腺黏液癌而非单纯型乳腺黏液癌。微钙化并不是乳腺黏液癌的特征性表现，很少出现微小的、圆形的或无定形的钙化，通常伴随着肿块或局部不对称。微钙化的出现可能提示肿块为混合型而非单纯型乳腺黏液癌，因为混合型肿瘤的密度变异较大。研究表明肿瘤密度可能与黏液含量相关：一个乏细胞、黏液含量丰富的肿瘤比富细胞、黏液含量较少的肿瘤密度低。在某些特定的肿块内黏液含量高可能解释了为什么高达 20% 的乳腺黏液癌在乳腺 X 线中难以发现。

② MRI 对乳腺黏液癌的诊断至关重要。由于乳腺黏液癌内富含黏液和含水间质，因此在 T_1WI 上多表现为低信号，T_2WI 上表现为明显高信号，这点与乳腺纤维腺瘤的 MRI 表现相类似；在脂肪饱和序列中 T_2 信号仍保持高信号，主要是因为里面含有大量的水分，而水分中含有大量的黏液。其他乳腺病变成分也可能表现出高 T_2 信号，如脂肪或皮脂腺组织、囊性或坏死成分和出血性改变，其中部分在脂肪饱和序列上信号减低。在混合型乳腺黏液癌中，如果病灶足够大，非黏液部分将表现出 T_2 低信号，肿瘤表现更加不均质。由于细胞数量少和丰富的黏液含量，黏液癌不限制扩散，且在 DWI 上的信号强度低，对应于高的 ADC 值。

③ CDFI 示肿块内可见少量血流信号，部分呈较丰富彩色血流信号。剪切波弹性成像或声辐射力脉冲成像对于乳腺黏液癌的诊断价值仍有待研究。容积超声表现：单纯型乳腺黏液癌形态规则，边缘光整，内部回声均匀，后方回声增强，冠状面多表现为边缘光整，部分可见"白墙征"；混合型乳腺黏液癌多形态不规则，部分或全部边缘不光整，但"汇聚征"一般不明显。

第四节 乳腺化生性癌

【临床特点】

乳腺癌常伴有各种类型的化生，如鳞状上皮化生、梭形细胞化生、软骨化生或骨化生等，以上伴有各种类型化生的乳腺癌统称为乳腺化生性癌（metaplastic carcinoma of the breast）。2019 年参照 2012 年 WHO 乳腺肿瘤分类，依据组织形态学特征，将乳腺化生性癌分为低级别腺鳞癌、纤维腺瘤病样化生性癌、鳞状细胞癌、梭形细胞癌、伴有间叶分化的化生性癌（其中包括伴有软骨样化生、骨样化生、其他间叶组织化生的化生性癌），以及混合型化生性癌和肌上皮癌。乳腺化生性癌是乳腺癌中的罕见类型，其临床症状与体征均不典型，5 年生存率仅约 35%，其预后较差，多以血行转移至肺和骨。

【扫查要点】

反复多切面扫查，注意病变与腺体、导管、脂肪层及浅筋膜层的关系，以及病变的特征、内部回声等改变。同时需评价瘤内及周边血流信号、相关临床信息等。肿瘤体积过大时，可采用宽景成像进行显示。

【断面显示】

以乳头为中心的放射状扫查切面及与之相垂直扫查切面超声图见图5-4-1。

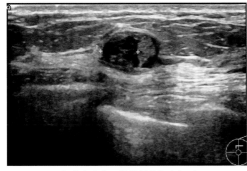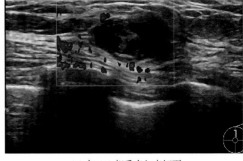

(A) 以乳头为中心的放射状扫查切面 　　　　　(B) 与 (A) 相垂直扫查切面

图5-4-1　乳腺化生性癌超声断面

（A）标识处为瘤内伴液化区；（B）示瘤周血管丰富，瘤内未见明显血流信号。术后病理：混合型化生性癌伴肉瘤

【超声诊断】

乳腺化生性癌超声声像图表现与乳腺黏液癌相似，单纯应用超声很难对乳腺癌的病理类型做出诊断。最常见的超声特征为浅分叶、边界清晰、内部多出现囊性坏死、后方回声增强（图5-4-2）。

【鉴别诊断】

对于以囊性占位为主要表现的乳腺化生性癌极易与乳腺囊肿或脓肿混淆，尤其是妊娠期乳腺化生性癌易误诊为乳汁淤积性囊肿而延误病情。对于以实性为主或实性的肿物，由于其超声表现缺乏特异性，因此与其他类型的乳腺恶性肿瘤如黏液癌等不易鉴别，必要时需结合病理学检查。

【特别提示】

乳腺化生性癌的MRI图像表现为T_2WI中等到高信号，T_1WI等信号，边缘不光整，呈毛刺样；CR图像表现为不规则和/或边缘毛刺样的高回声肿块。当化生性癌超声表现为囊性占位时，乳腺容积超声冠状面可见病灶边缘光整，同时可伴有"白墙征"；如若以实性为主或实性肿块，则乳腺容积超声冠状面可见病灶边缘不光整，可伴有轻度"汇聚征"。部分实性为主或实性肿块型化生性癌彩色多普勒超声可显示丰富的血流信号，但对于肿块具体性质的鉴别仍然缺乏特异性，需要结合病理学检查。

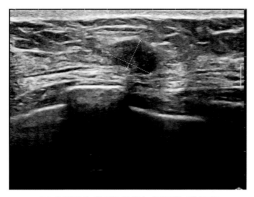

(A) 左乳化生性癌放射状扫查切面二维超声

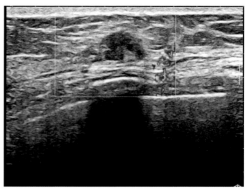

(B) 左乳化生性癌放射状扫查切面彩色多普勒超声

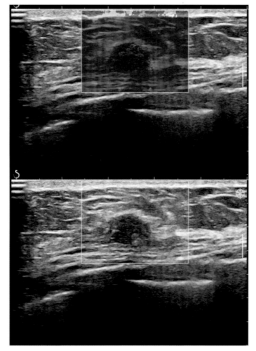

(C) 肿块放射状扫查切面剪切波弹性成像

图5-4-2 乳腺化生性癌

（A）示左乳低回声肿块，形态欠规则，平行生长，边缘不光整，局部成角，内部回声均匀，未见明显点状强回声，后方回声稍增强，浅筋膜层回声不连续。（B）示低回声肿块边缘见少许点状血流信号。（C）示肿块内部彩色缺失，病灶边缘无"硬边征"。超声提示：左乳低回声肿块，BI-RADS 4C 类。

第五节　髓样癌

【临床特点】

髓样癌（medullary carcinoma）是一种合体细胞生长方式，缺乏腺管结构，伴有明显淋巴细胞及浆细胞浸润，界限清楚；占全部浸润性乳腺癌的 5% ～ 7%。

发病年龄 21 ～ 95 岁，与非特殊型浸润性乳腺癌比较，其患者相对年轻，至少有 10% 的患者在 35 岁以下，有 40% ～ 60% 的患者小于 50 岁。老年患者不常见，男性患者则更罕见。通常在一侧乳腺触到肿物，一般为单个，界清质实，临床和影像学容易将其误诊为纤维腺瘤。

大体病理：肿物直径平均 2 ～ 3cm，呈结节状，界限清楚。切面灰白、灰黄到红褐色，鼓胀饱满，与非特殊型浸润性乳腺癌相比，其质地较软，肿瘤组织缺乏皱缩纠集感；尤其是较大肿瘤者，其内常见出血坏死，亦可出现囊性变。

髓样癌在乳腺癌中被认为预后相对较好，其 10 年生存率远高于非特殊型浸润性乳腺癌。

【扫查要点】

反复多切面扫查，注意病变与腺体、导管、脂肪层及浅筋膜层的关系，以及病变的特征、内部回声等改变。同时需评价瘤内血流信号以及临床信息。肿瘤体积过大时，可采用宽景成像进行显示。

【断面显示】

髓样癌以病灶为中心的横断面及冠状面（容积超声）超声图见图5-5-1。

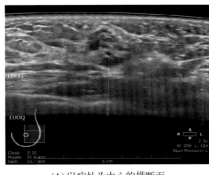
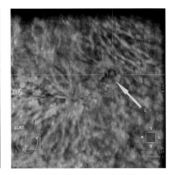

(A) 以病灶为中心的横断面　　　　　　　(B) 以病灶为中心的冠状面

图5-5-1　髓样癌超声断面

（A）示肿块形态不规则，非平行生长，边缘不光整，内部回声不均匀；（B）可见病灶边缘模糊，未见明显"汇聚征"（   ）。病理：（左乳肿物）乳腺浸润性癌（非特殊型），伴髓样特征

【超声表现】

① 二维超声：肿物呈膨胀式生长，内部呈低或极低回声，边缘光整，形态规则，无包膜；后方回声增强或无变化；内部一般微钙化极少见（图5-5-2）。可以出现同侧腋窝淋巴结肿大。伴髓样特征的乳腺浸润性癌（非特殊型）则更多表现为乳腺浸润性癌（非特殊型）特征，即表现为形态不规则，边缘不光整，伴局部成角、毛刺，内部回声不均匀，可见多发点状钙化等（图5-5-3）。

② 有时，肿块内部可见散在不均匀的强回声点伴无回声区，后方回声一般不减弱，如后方衰减，则恶性程度大。

③ 彩色多普勒超声：肿物内部血供丰富，血管走行杂乱扭曲，中央型血流为主，血流因流速低一般无"马赛克"现象。

④ ABUS冠状面表现为边缘光整或稍模糊。

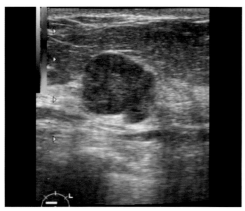

(A) 左乳放射状扫查切面二维超声

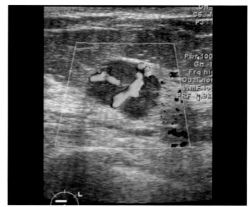

(B) 左乳放射状扫查切面彩色多普勒超声

图5-5-2 乳腺髓样癌

（A）示左乳实性低回声肿块，肿块形态规则，局部呈大分叶状，平行生长，边缘光整，内回声减低，后方回声稍增强，浅筋膜层回声连续；（B）肿块内可见丰富血流信号。病理：乳腺髓样癌

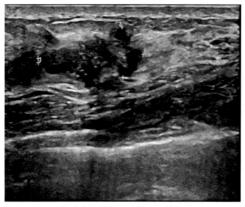

(A) 左乳癌放射状扫查切面二维超声

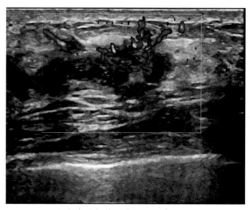

(B) 左乳癌放射状扫查切面彩色多普勒超声

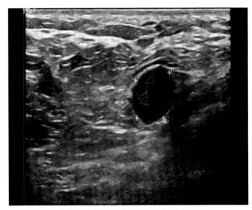

(C) 左腋下异常淋巴结长轴切面二维超声

图5-5-3 乳腺浸润性癌（非特殊类型）伴髓样特征

（A）示左乳 2 点处可见一低回声肿块，形态不规则，平行生长，边缘不光整，局部成角，内部回声不均匀，可见多个点状强回声，后方回声稍衰减，浅筋膜层回声中断。（B）示低回声肿块边缘可见丰富短条状彩色血流信号。（C）示左侧腋窝淋巴结边缘光整，内呈不均匀低回声，部分呈等回声，淋巴结门偏在。病理：（左乳肿物）乳腺浸润性癌（非特殊型），伴髓样特征。病理学分期：pT1c

【鉴别诊断】

（1）乳腺髓样癌与乳腺纤维腺瘤的鉴别　由于乳腺髓样癌肿物边界清楚、质地松软，故容易误诊为纤维腺瘤，可从以下几个方面鉴别。a.纤维腺瘤常有包膜，以规则的椭圆形或圆形为主；乳腺髓样癌虽边界清楚，但无包膜，且病变呈膨胀式生长。b.纤维腺瘤常见侧方声影，血供相对不丰富，多为 0 ～ Ⅰ 级，属于低阻力血流；乳腺髓样癌多无侧方声影，血供丰富，多为 Ⅱ ～ Ⅲ 级血流，属于高阻力血流。c.乳腺髓样癌相较于纤维腺瘤回声更低，属于极低回声，肿块内钙化极少见，大部分内部可见囊性变和坏死。

（2）乳腺髓样癌与非特殊型浸润性乳腺癌的鉴别　鉴别要点：①非特殊型浸润性乳腺癌呈垂直性生长，边缘不光整，可见成角、毛刺、细分叶，呈浸润性改变；髓样癌呈膨胀式生长，边缘常较光整。②非特殊型浸润性乳腺癌内部微钙化常见，髓样癌则极少见。③非特殊型浸润性乳腺癌内部血供以中央型粗大血管为主，血流呈典型"马赛克"现象；髓样癌内部血流丰富，血流为纯蓝或纯红。

（3）乳腺髓样癌与浸润性小叶癌的鉴别　①病理学上，浸润性小叶癌是一种常见的乳腺癌类型，由乳腺小叶内的腺上皮细胞发生恶性转化而成。其病理特征包括腺管的增生、排列紊乱、核分裂增多等。而乳腺髓样癌是一种罕见的乳腺癌类型，其特征是肿瘤细胞呈髓样或梭形，并伴有髓样纹理。髓样癌还可伴有软骨样或骨样化生。②影像学上，浸润性小叶癌在乳腺超声中常呈现为边缘不光整的低回声肿块，有时可见内部分叶状回声。在乳腺 X 线摄影或乳腺磁共振成像中，浸润性小叶癌呈现为边缘不规则、密度或信号异常的肿块。而乳腺髓样癌在乳腺超声中常呈边缘光整的类圆形或椭圆形肿块，内部回声多为低回声，可见髓样纹理。在乳腺 X 线摄影或乳腺磁共振成像中，乳腺髓样癌呈现为边缘规整的肿块，内部回声均匀或稍不均匀。

（4）乳腺髓样癌与乳腺黏液癌的鉴别　乳腺黏液癌 X 线片上最类似于髓样癌表现，但其常见于绝经后老年妇女；而乳腺髓样癌在年轻患者中的比例较高，年龄因素是两者鉴别的基础。

【特别提示】

在乳腺 X 线摄影上髓样癌也可能表现为不光整的边缘（模糊、成角、细分叶、毛刺），有时可观察到部分或完整的晕环征。髓样癌钙化少见，考虑与其内导管成分缺乏相关。MRI 上髓样癌表现为典型的侵袭性乳腺癌特征，在 T_2 和 T_2 脂肪饱和序列表现为低信号，偶尔有明显的低信号边缘，对应的是纤维包膜成分。偶尔间质水肿或出血，髓样癌在 T_2 脂肪饱和序列上显示为稍高信号。在磁共振成像（MRI）的 DWI（diffusion weighted imaging）序列中，乳腺髓样癌的所在区域由于肿瘤细胞排列紧密、细胞膜受损或细胞核增大等因素，导致水分子的自由扩散受到限制，该区域显示出较低的信号强度，表现为限制扩散现象。DWI 表现为低信号，ADC 值较低（平均 ADC 值 $0.89 \times 10^{-3} \text{mm}^2/\text{s}$）。

第六节　炎性乳腺癌

【临床特点】

炎性乳腺癌（inflammatory breast cancer，IBC）是一种极为罕见的临床类型（非病理组织学类型），乳房常呈弥漫性变硬变大，皮肤红、肿、热、痛和水肿明显。发病呈暴发性，十分近似急性炎症，因而又称癌性乳腺炎。

【扫查要点】

反复多切面扫查，注意病变与腺体、导管、脂肪层、浅筋膜层及皮肤层的关系，以及病变的特征、内部回声等改变。同时需评价瘤内血流信号以及临床信息。肿瘤体积过大时，可采用宽景成像进行显示。

【断面显示】

需进行以乳头为中心的放射状扫查及与之相垂直切面扫查，病灶位于乳头旁或乳头后时，需注意病灶与乳头的关系 [图 5-6-1（A）]，扫查方式可改为乳头部肿块的横、纵切面。

【超声表现】

① 乳腺皮肤、皮下组织增厚，皮下正常脂肪组织形态消失，回声增强、紊乱，并可见迂曲扩张的淋巴管走行。

② 乳腺腺体层正常解剖层次消失，回声紊乱，强弱不均。

③ 部分可伴有不规则低回声肿块，边缘模糊不清，后方回声衰减。

④ 同侧腋窝探及异常结构的淋巴结。

⑤ CDFI 提示病灶内血供丰富，血管形态紊乱。

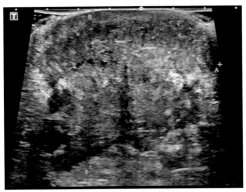

(A) 乳头部横切面扫查二维超声

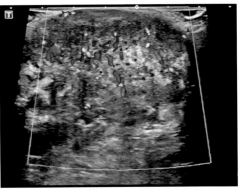

(B) 乳头部横切面扫查彩色多普勒超声

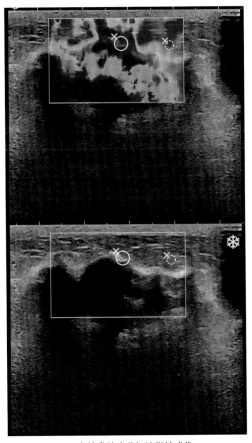

(C) 炎性乳腺癌剪切波弹性成像

图5-6-1　炎性乳腺癌

（A）示乳腺内可见实性低回声肿块，形态不规则，平行生长，边缘不光整，内部回声不均匀，可见多发点状强回声，后方回声衰减，浅筋膜层回声不连续，肿块侵犯皮肤层。（B）示肿块内可见明显丰富血流信号。（C）示肿块硬度极高，弹性测值达 300kPa

⑥ 超声弹性定量可显示肿块及周边弹性系数明显增高。

典型的炎性乳腺癌超声声像图见图 5-6-1。

【鉴别诊断】

炎性乳腺癌需与急性乳腺炎相鉴别。当炎性乳腺癌细胞广泛浸润皮肤淋巴管网，病变累及大部分乳房时，皮肤呈橘皮样外观；炎性乳腺癌乳房内可触及巨大肿块，皮肤红肿范围甚广，但局部压痛及全身中毒症状均较轻，穿刺细胞学检查可找到癌细胞确诊。急性乳腺炎初起多发生在乳腺某一区段，患者常出现典型的红、肿、热、痛等感染性表现，可伴明显的全身症状，如高热、寒战、全身乏力等，超声弹性成像表现为病灶质地较软，有助于乳腺炎与炎性乳腺癌的鉴别（图 5-6-2、图 5-6-3）。

【特别提示】

IBC 多为低分化腺癌，其组织病理学类型无特殊性，各种类型均可见。

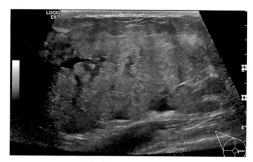
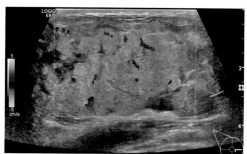

(A) 放射状扫查切面二维超声　　　　　　　　(B) 放射状扫查切面彩色多普勒超声

图5-6-2　急性乳腺炎（初起阶段）

（A）示乳腺组织增厚，内部回声较正常高，分布不均匀，其内可见轮廓不规则的较低回声区。（B）示病变周边及内部呈点条状较丰富血流信号

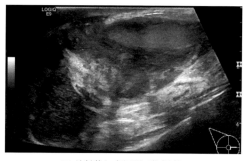
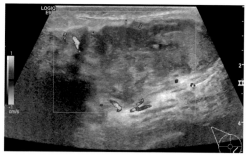

(A) 放射状扫查切面二维超声　　　　　　　　(B) 放射状扫查切面彩色多普勒超声

图5-6-3　哺乳期急性乳腺炎（成脓及溃后阶段）

（A）示病灶形态不规则，平行生长，边缘不光整，内部为低、无回声区，液化坏死区其间可见云雾状回声，可见条带状分隔回声。（B）示病灶周边及内部呈点条状较丰富血流信号，液化坏死区内未见明显血流信号

第七节　男性乳腺癌

【临床特点】

男性乳腺癌（male breast carcinoma，MBC）并不多见，发病率为乳腺癌的1%，不到男性恶性肿瘤的1.5%。其发病中位年龄约60岁，以老年患者居多，发病年龄较女性乳腺癌患者平均高出6～11岁。男性乳腺癌多为单侧发病，最常见的临床表现是乳晕下无痛性肿块或血性乳头溢液，伴或不伴胀痛及乳头回缩变形、破溃，或同侧腋窝淋巴结肿大。肿瘤多位于乳头或乳晕下方的乳腺中央区，形成坚硬无痛性肿块，境界不清，大小不一，一般体积偏小。因男性乳腺组织量少，肿物靠近皮肤，早期常有皮肤或胸肌粘连，腋淋巴结转移率较高，且肿物表面皮肤破溃亦较多见。

男性乳腺癌的病理表现与女性乳腺癌相似，男性乳腺无小叶组织，因而病理上未有小叶原位癌的报道。其余在女性乳腺癌中发现的组织学类型均可在男性乳腺癌中找到，非特殊型浸润性乳腺癌是其常见的病理学类型。MBC多为中分化，呈浸润性生长，并常出现转移与复发。转移常出现于骨、肺、胸膜、肝、淋巴结、皮肤和其他内脏器官。男性乳腺癌的治疗同女性乳腺癌，但因男性病例乳腺组织较少，且易早期侵犯胸肌，手术方式应以根治术或扩大根治术为主。对晚期或复发病例应用内分泌治疗，效果比女性乳腺癌好。

【扫查要点】

反复多切面扫查，注意病变与腺体、导管、脂肪层及浅筋膜层的关系，以及病变的特征、内部回声等改变。同时需评价瘤内血流信号以及临床信息。肿瘤体积过大时，可采用宽景成像进行显示。

【断面显示】

以乳头为中心的横切面及与之相垂直的纵切面超声图见图5-7-1（A）、（B）。

【超声表现】

① 在发育、增厚的腺体层内，乳头、乳晕后方可见肿块回声。

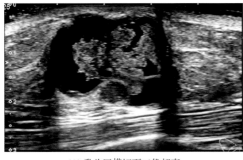 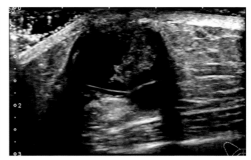

(A) 乳头区横切面二维超声　　　　　　　(B) 乳头区纵切面二维超声

图5-7-1

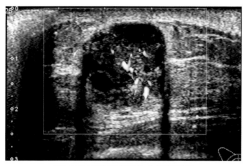
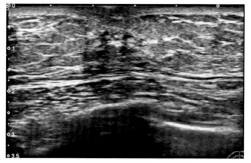

(C) 乳头区横切面彩色多普勒超声　　　　　　　(D) 左乳头后方横切面二维超声

图5-7-1　男性乳腺癌

（A）、（B）示右侧乳头后方可见一囊实混合回声肿块，形态不规则，平行生长，边缘尚光整，内部回声不均匀，实性部分呈不规则稍低回声，未见明显强回声点，后方回声稍增强，浅筋膜层回声连续。（C）示混合回声肿块内部实性部分可见稍丰富条状血流信号。（D）示左侧乳头后方未见明显肿块回声。超声提示：右乳头后方囊实混合回声肿块，BI-RADS 4C 类。病理：符合包裹性乳头状癌

② 肿块多表现为形态不规则，边缘不光整，呈"蟹足样"改变。

③ 肿块内部多呈低回声、不均匀，可伴液化、坏死。

④ 彩色多普勒超声可发现肿瘤内粗大滋养血管，走行迂曲。

⑤ 发生腋淋巴结及锁骨上、下淋巴结转移时，可在相应位置检出肿大淋巴结。

男性乳腺癌超声声像见图 5-7-1。

【鉴别诊断】

男性乳腺癌需与男性乳腺肥大相鉴别。前者肿块多位于乳头、乳晕下方的乳腺中央区，边界不清，体积偏小，直径平均约为 3cm，质地硬，与皮肤粘连或伴乳头回缩变形，多见于老年男性；后者多为双侧，在乳头和乳晕下构成盘状、质软、均匀一致的肿块，边界清楚，与皮肤无粘连，在胸壁上可移动，乳头无内陷，常伴胀痛，最常见于青春期、更年期和肝病患者。

另外，男性乳腺癌还应与以皮肤潮红为主的乳腺炎及以乳头糜烂为主的乳腺佩吉特病鉴别。

【特别提示】

不同病理类型的男性乳腺癌表现不同，与组织学类型相同的女性乳腺癌相似。

第八节　乳腺导管原位癌

【临床特点】

乳腺导管原位癌（ductal carcinoma in situ，DCIS）又称导管内癌，占乳腺癌的 3.66%。WHO 定义其为一种局限于乳腺导管小叶内的肿瘤性病变，特征是上皮细胞增

生，细胞学具有非典型性，其病变累及乳腺导管，癌细胞局限于导管内，基底膜完整，无间质浸润。DCIS 具有各种不同的临床表现，可表现为伴或不伴有肿块的病理性乳头溢液。乳腺 X 线检查异常是 DCIS 最常见的表现，常表现为簇状分布的微小钙化灶，部分病例仅具有软组织改变，或乳腺 X 线检查无明显异常发现。

乳腺癌从导管原位癌发展到浸润性癌的过程，其间经过早期浸润阶段，即细胞开始突破基底膜向间质浸润。关于导管原位癌早期浸润的定义目前尚无统一意见，在国内，通常使用特殊构象来描述，乳腺导管原位癌早期少量癌细胞突破基底膜，以出芽方式向导管周围间质浸润。另外，也可以使用量化标准来描述早期浸润，如侵及导管外的癌灶不超过 3 个、最大径不超过 10 个癌细胞且邻近原位癌导管。

关于乳腺微浸润癌，2017 年第四版美国癌症学会（AJCC）乳腺癌分期系统首次将乳腺微浸润癌定义为乳腺癌细胞突破基底膜浸润间质，浸润最大直径 ≤ 1mm，临床分期为 T_1mic。浸润灶可单灶或多灶，当原位癌出现多灶浸润时，以最大浸润灶的最大径为判断标准。病理上 DCIS 伴早期浸润癌或微浸润癌均属于早期乳腺癌，与单纯导管原位癌无明显大体差异。临床和影像学上单纯 DCIS 与 DCIS 伴早期浸润或微浸润无法区分，且 DCIS 预后较好，20 年相对生存率可达 97%。

【扫查要点】

反复多切面扫查，注意病变与腺体、导管、脂肪层及浅筋膜层的关系，以及病变的特征、内部回声等改变，必要时需进行病灶区与周围组织的对比及双侧对比。同时需评价瘤内血流信号以及临床信息。

【断面显示】

乳腺导管原位癌病灶横断面扫查及冠状面扫查超声图见图 5-8-1。

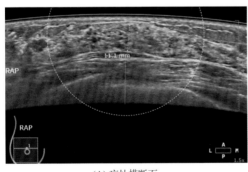

| (A) 病灶横断面 | (B) 病灶冠状面 |

图5-8-1　乳腺导管原位癌超声断面

（A）示局部腺体层增厚，回声减低不均匀，病变区域与周围组织无明确分界；（B）可较清晰显示病灶范围及病灶内的多发点状强回声。病理：乳腺导管原位癌伴微浸润

【超声表现】

根据声像图表现可将 DCIS 归纳为以下 3 型。①肿块型（伴或不伴微小钙化）：声像图上有明显均匀或不均匀低回声肿块；②导管型（伴或不伴微小钙化）：声像图上可

见局部导管扩张，上皮增生形成低回声结节，多呈扁平状；③单纯微钙化型：声像图上仅可见细小钙化点，局部腺体组织未见明显异常改变。

范围较大的病灶，CDFI 显示该区域中有中等程度或丰富的血流信号，可有乳腺固有血管扩张或有穿入血流。

典型的乳腺导管原位癌超声声像见图 5-8-2 ～图 5-8-5。

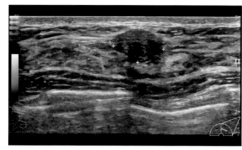

(A) 放射状切面二维超声   (B) 放射状切面彩色多普勒超声

图5-8-2　乳腺导管原位癌（肿块型）

（A）示乳腺内实性低回声肿块，形态欠规则，平行生长，边缘欠光整，内部回声尚均匀，浅筋膜层回声连续。（B）示肿块周边及内部可见少量血流信号。病理：导管原位癌

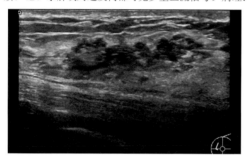
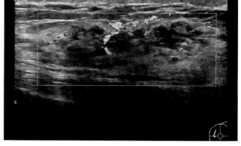

(A) 放射状切面二维超声   (B) 放射状切面彩色多普勒超声

图5-8-3　乳腺导管原位癌（导管型）

（A）示局部导管扩张，上皮增生形成低回声结节，呈扁平状；（B）示低回声结节内及周边可见较丰富血流信号。病理：导管原位癌

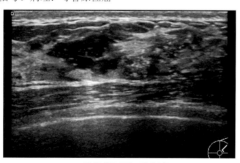
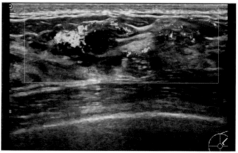

(A) 放射状切面二维超声   (B) 放射状切面彩色多普勒超声

图5-8-4　乳腺导管原位癌（导管型）

（A）示乳腺内可见扩张导管呈条状低回声区，可见数个点状强回声。（B）示其内部及周边可见较丰富血流信号。病理：导管原位癌

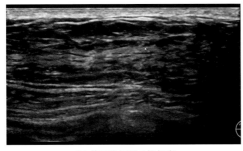
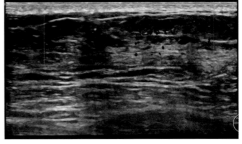

(A) 放射状切面二维超声   (B) 放射状切面彩色多普勒超声

图5-8-5 乳腺导管原位癌（单纯微钙化型）

（A）示仅见多个细小点状强回声，局部腺体组织未见明显异常改变。（B）示局部可见较丰富血流信号。病理：导管原位癌

【鉴别诊断】

肿块型乳腺导管原位癌需与以下疾病相鉴别。

① 乳腺囊性病变：乳腺囊性病变是乳腺组织内囊性扩张和积液，形成乳房肿块。与肿块型乳腺导管原位癌相比，乳腺囊性病变通常不会伴随局部的乳头溢液、乳腺导管扩张等症状。

② 乳腺纤维腺瘤：乳腺纤维腺瘤是一种常见的乳腺良性肿瘤，通常为单个肿块。与肿块型乳腺导管原位癌相比，乳腺纤维腺瘤通常具有边缘光整、质地坚实等特点，且不伴有乳头溢液。

③ 乳腺囊腺瘤：乳腺囊腺瘤是一种乳腺良性肿瘤，由囊性结构和腺体组织组成。与肿块型乳腺导管原位癌相比，乳腺囊腺瘤通常具有明显的囊性成分，可以通过超声或乳腺造影等影像学检查进行鉴别。

非肿块型乳腺导管原位癌需与以下疾病相鉴别。

① 乳腺增生性病变：乳腺增生性病变是指乳腺组织中的非恶性增生，包括乳腺导管增生和乳腺小叶增生。与非肿块型导管原位癌相比，乳腺增生性病变通常不伴有恶性细胞变异和浸润。

② 乳腺炎：乳腺炎是乳腺组织的炎症反应，常见的有急性乳腺炎和慢性乳腺炎。与非肿块型导管原位癌相比，乳腺炎通常不伴有恶性细胞变异和浸润，且可以通过炎症的临床表现和病理学检查进行鉴别。

【特别提示】

研究表明，约70%的DCIS的检出归功于乳腺X线检查中微钙化灶的发现，因此，乳腺X线检查被公认为是DCIS的主要诊断方法。而超声检查由于对微小钙化灶的低敏感性，对DCIS的诊断意义颇有争议，超声检查的优势在于其对肿块或结节有极高的敏感性。由于超声对钙化灶的检出明显不如乳腺X线摄影，对实性微小病灶检查依赖于操作者的诊断水平。因此，对于仅乳腺X线表现为簇状微小钙化的病灶或MRI发现的可疑病灶可应用"第二眼"超声进行定位、评价。此外，虽然微小钙化是 DCIS 的主要征象，但是并非所有的乳腺 X 线片上的微小钙化灶都是恶性的。据报道其特异性低，仅为 29% ～ 45.6%，因此，高频超声检查所显示的肿块或结节征象为其良恶性判断提供了重要信息，有助于提高乳腺 X 线诊断的特异性，从而避免了一些不必要的手术。

第九节　乳腺淋巴瘤

【临床特点】

乳腺淋巴瘤较为少见，原发性乳腺淋巴瘤的发生率远比乳腺癌低，占乳腺恶性肿瘤的 0.04% ～ 0.74%，占淋巴结外所有非霍奇金淋巴瘤的 2% 左右。本病患者几乎均为女性，少有男性病例。乳腺弥漫大 B 细胞淋巴瘤好发于老年人，但年轻人也可发生。其他类型多发生于年轻女性，尤其是妊娠期或哺乳期女性。多数原发性乳腺淋巴瘤患者为单侧乳腺受累，诊断时双侧受累者约占 10%，但在疾病进展中可累及双侧乳腺，故双侧受累的发生率高达 20% ～ 25%。临床表现多缺乏特征性，与乳腺其他恶性肿瘤不易区分，主要表现为单侧或双侧乳房无痛性肿块，生长较迅速；少数患者呈弥漫浸润使乳房变硬，局部皮肤受累，伴炎症性改变，与炎性乳腺癌相似。30% ～ 50% 患者伴同侧腋窝淋巴结肿大。

【扫查要点】

反复多切面扫查，注意病变与腺体、导管、脂肪层及浅筋膜层的关系，以及病变的特征、内部回声等改变。同时需评价瘤内血流信号以及临床信息。肿瘤体积过大时，可采用宽景成像进行显示。

【断面显示】

以乳头为中心的放射状扫查切面及与之相垂直扫查切面超声图见图 5-9-1。

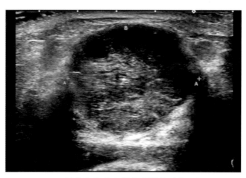
(A)以乳头为中心的放射状扫查切面

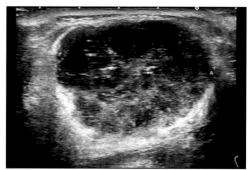
(B)与(A)相垂直的扫查切面

图5-9-1　乳腺淋巴瘤超声断面

【超声表现】

① 乳腺单发或多发的不规则极低回声肿块，近似无回声，内部回声不均匀，有时内部可见丝网状结构。

② 常伴发同侧腋窝淋巴结肿大，类似乳腺癌表现，但内部回声更低，呈类似囊肿的图像，后方回声增强。

③ CDFI 提示病灶内血流丰富。

④ 超声弹性成像示肿块内硬度高于周围组织。

典型的乳腺淋巴瘤超声声像见图 5-9-2。

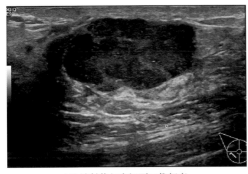 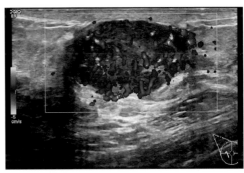

(A) 放射状扫查切面二维超声　　　　　　　　(B) 放射状扫查切面彩色多普勒超声

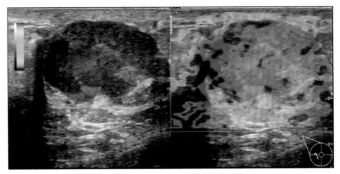

(C) 放射状扫查切面弹性成像

图5-9-2　乳腺淋巴瘤

（A）示乳腺不规则极低回声肿块，形态欠规则，边缘欠光整，呈小分叶状，内部回声不均匀，浅筋膜层回声中断。（B）示肿块内血流丰富。（C）示肿块内硬度增高。病理：非霍奇金淋巴瘤，符合弥漫大 B 细胞淋巴瘤

【鉴别诊断】

（1）乳腺囊肿　乳腺囊肿超声呈现为囊性结构，形态规则，边缘光整，通常为均匀的液体回声，没有明显的血流信号（图 5-9-3），不同于乳腺淋巴瘤的实性不均匀回声、形态不规则、边缘模糊等特征，同时乳腺囊肿不伴有淋巴结增大及较丰富的血流信号特征。

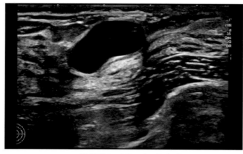
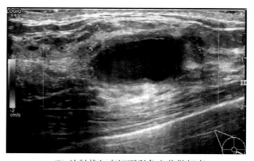

(A) 放射状扫查切面二维超声   (B) 放射状扫查切面彩色多普勒超声

图5-9-3 乳腺囊肿

（A）示形态规则，边缘光整，内回声均匀，后方回声增强，浅筋膜层回声连续；（B）示病灶未见血流信号。
介入治疗并TCT检查证实为乳腺囊肿

（2）乳腺纤维腺瘤 乳腺纤维腺瘤通常超声呈现为边缘光整、形态规则的肿块，通常为均匀的回声，内部回声一致，血供较多者少见（图5-9-4）。乳腺淋巴瘤通常超声呈现不规则形态、边缘模糊的特征，具有不均匀内部回声及较丰富的血流信号特点。

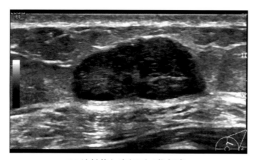
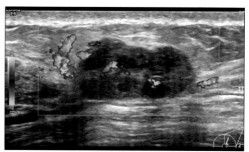

(A) 放射状扫查切面二维超声   (B) 放射状扫查切面彩色多普勒超声

图5-9-4 左乳腺纤维腺瘤

（A）示乳腺内低回声肿块，形态规则，平行生长，边缘规整，内部回声欠均匀，后方回声无改变，浅筋膜层回声连续。（B）示肿块内见少量血流信号。病理：乳腺纤维腺瘤

（3）乳腺黏液癌 乳腺黏液癌通常呈现为边缘光整的团块状或结节状肿块，常为低回声或无回声区域，血流较少见，可能显示少量的血流信号（图5-9-5、图5-9-6）。而乳腺淋巴瘤除了在病灶形态及边缘与乳腺黏液癌存在区别外，瘤内基本不出现无回声区，且通常显示较丰富的血流信号。

（4）乳腺髓样癌 与乳腺淋巴瘤的病灶形态及边缘有所不同，乳腺髓样癌通常呈现为边缘光整的团块状或结节状肿块；乳腺髓样癌病灶内常呈现为低或极低回声，而乳腺淋巴瘤通常具有不均匀的极低回声，可伴有结节状或混杂回声；乳腺髓样癌大部分显示少量的血流信号，部分病例也可显示较丰富血流信号，但血流丰富程度明显不如乳腺淋巴瘤，且乳腺淋巴瘤常伴有其他区域的淋巴结增大（图5-9-7）。

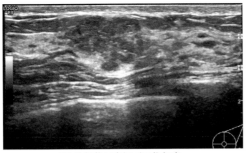
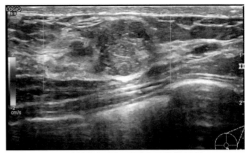

(A) 放射状扫查切面二维超声　　　　　　　　(B) 放射状扫查切面彩色多普勒超声

图5-9-5　左乳腺黏液癌

（A）示乳腺内低回声肿块，形态部分规则，小部分呈微分叶状，平行生长，大部分边缘光整，内部回声尚均匀，后方回声增强，浅筋膜层回声中断。（B）示肿块内未见明显血流显示，边缘可见少许彩色血流信号。病理：乳腺黏液癌

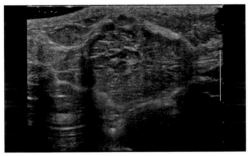
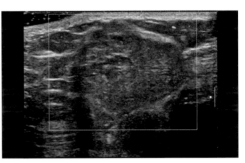

(A) 放射状扫查切面二维超声　　　　　　　　(B) 放射状扫查切面彩色多普勒超声

图5-9-6　右乳腺黏液癌

（A）示乳腺内不均质回声肿块，形态尚规则，平行生长，边缘光整，内回声不均匀，可见低回声和少许无回声，肿块后方回声增强，浅筋膜层回声连续。（B）示肿块内未见明显血流信号，周边可见少量血流信号。病理：黏液癌（混合型）

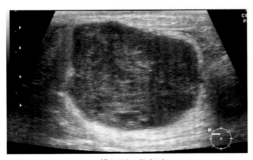
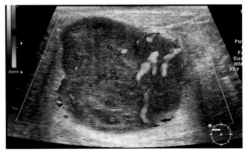

(A) 横切面二维超声　　　　　　　　　　(B) 横切面彩色多普勒超声

图5-9-7　右乳腺髓样癌

（A）示乳腺内低回声肿块，边缘光整，形态欠规则，平行生长，无包膜，内未见明显强回声点，后方回声增强，浅筋膜层回声连续。（B）示肿块内见丰富血流信号。病理：乳腺髓样癌

【特别提示】

乳腺淋巴瘤组织学表现几乎均为非霍奇金淋巴瘤，形态表现多样，多数病例为弥漫大 B 细胞淋巴瘤，占乳腺原发淋巴瘤的 40%～70%；其次为黏膜相关淋巴组织淋巴瘤，占 8.5%～35%；还有伯基特淋巴瘤、T 细胞淋巴瘤、结外边缘区淋巴瘤、滤泡性淋巴瘤等。

第十节 乳腺癌术后并发症

一、乳腺癌术后胸壁积液

【临床特点】

乳腺癌术后由于手术损伤导致淋巴回流途径被切断，淋巴液不能回流，致使组织间隙内淋巴液残留，形成局限性积液。

【扫查要点】

反复多切面扫查，注意术后区域及周围组织等改变，包括皮肤层及肌层。同时需评价临床信息。

【断面显示】

在手术区域及周边进行纵横交织扫查，保乳手术者需重点关注术区（图 5-10-1）。

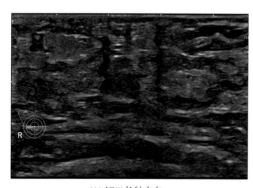 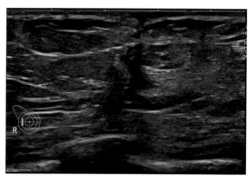

(A) 切口长轴方向　　　　　　　　　(B) 切口短轴方向

图5-10-1　保乳术后超声断面

【超声表现】

① 局部皮下与胸壁间分离的液性低、无回声区，边缘光整，形态不规则，内呈均一回声，部分无回声区内出现细密点状回声，有运动感。

② 有渗出物时，其内可表现为网格状、混浊回声或团块状高回声沉积。

③ CDFI 提示低、无回声区内无血流信号。

典型的乳腺癌术后胸壁积液超声声像见图 5-10-2。

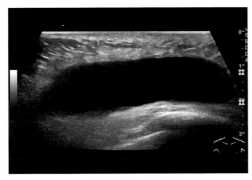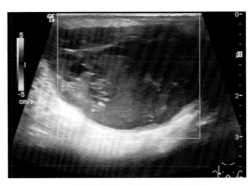

(A) 胸壁积液横切面二维超声　　　　　　　　(B) 胸壁积液横切面彩色多普勒超声

图5-10-2　右乳腺癌术后胸壁积液

（A）显示乳腺癌术后皮下积液呈无回声区，边缘光整，形态规则，内透声好。（B）显示乳腺癌术后术区皮下大量积液，呈低、无回声区，边缘光整，形态规则，内回声混浊，透声差。CDFI 提示病灶内无血流信号

【鉴别诊断】

本病有明显的乳腺癌手术史，易于鉴别诊断。

【特别提示】

乳腺癌术后局限性积液与术后的局部感染均可表现为局部红肿等改变，可局部穿刺引流后对引流液进行检测以资鉴别。

二、乳腺癌术后局部复发

【临床特点】

乳腺癌术后局部复发是指乳腺癌术后再次发生于同侧乳腺、胸壁、腋窝及锁骨上下窝等处的相同性质的肿瘤。一般多发生在原发灶邻近区域，以胸壁复发最多，占所有局部复发的 50% 以上，其次为锁骨上窝及腋窝。

【扫查要点】

反复多切面扫查，在手术区域及周边进行纵横交织扫查，保乳手术者需重点关注术区，同时也需关注非手术区，特别是患者指示区。同时需评价临床信息。

【断面显示】

乳腺癌术后胸壁复发超声断面图见图 5-10-3。

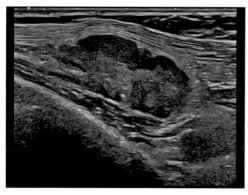
(A) 胸壁复发病灶长轴切面

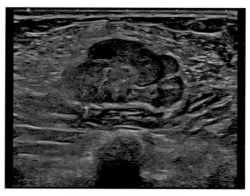
(B) 胸壁复发病灶短轴切面

图5-10-3　乳腺癌术后胸壁复发超声断面（瘤体位于胸大肌后方）

【超声表现】

① 乳腺癌术后局部胸壁复发病灶多邻近胸壁原手术切口瘢痕处及胸壁肌层组织内。

② 病灶较大者可累及肌层及皮下组织，多以低回声为主，形态不规则，边缘不光整，内回声不均匀。

③ 肿块内血流丰富。

典型的乳腺癌术后局部复发超声声像见图5-10-4、图5-10-5。

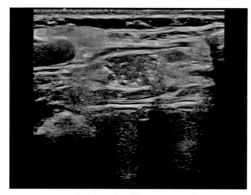
(A) 胸壁复发病灶横切面二维超声

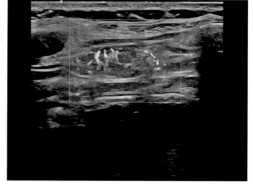
(B) 胸壁复发病灶横切面彩色多普勒超声

图5-10-4　左乳腺癌术后胸壁复发

（A）示术区胸壁（肋间）低回声肿块，形态不规则，边缘不光整，内回声不均匀，内可见点状高回声。（B）示肿块内见较丰富血流信号。病理：乳腺浸润性癌（非特殊型）

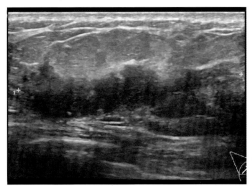
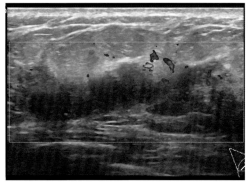

(A) 胸壁复发病灶放射状扫查切面二维超声　　　(B) 胸壁复发病灶放射状扫查切面彩色多普勒超声

图5-10-5　右乳腺癌保乳术后复发

（A）示右乳外上象限可见片状低回声区，与周围组织分界不清，内回声不均匀。（B）示病灶内及边缘可见稍丰富血流信号。病理：乳腺浸润癌（非特殊型）

【鉴别诊断】

乳腺癌术后局部复发需与术后瘢痕鉴别，CDFI 有助于两者的鉴别诊断：术后瘢痕区内血流状况因瘢痕形成时间而不同，陈旧性瘢痕内常无血流显示（图 5-10-6），而乳腺癌术后复发灶内常可见较丰富血流信号。同时，乳腺癌术后复发病灶逐渐增大的特点有别于术后瘢痕等。

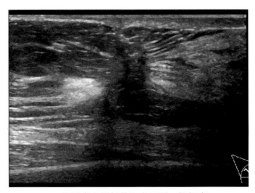
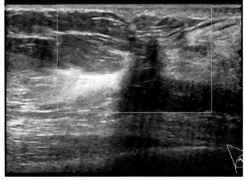

(A) 术后瘢痕放射状扫查切面二维超声　　　(B) 术后瘢痕放射状扫查切面彩色多普勒超声

图5-10-6　右乳腺癌手术后瘢痕

乳腺癌保乳术后。（A）示术区可见低回声区，形态不规则，非平行生长，边缘不光整，内回声欠均匀，未见点状强回声，后方回声稍衰减。（B）示其内未见血流信号

【特别提示】

乳腺癌术后复发时病灶区域的血供特点具有明显特征，有助于鉴别诊断。

第六章

乳腺淋巴引流及转移

第一节　乳腺淋巴引流分区

　　乳腺的淋巴引流区在生理状态下主要包括两大部分，即腋淋巴结和胸骨旁淋巴结，一般认为约 75% 的乳腺淋巴液流向腋淋巴结，而约 25% 的乳腺淋巴液流向胸骨旁淋巴结。正常淋巴结呈豆形（图 6-1-1），位于淋巴管行进途中，是产生免疫应答的重要器官之一。淋巴结的一侧隆凸，连接数条输入淋巴管，另一侧凹陷，称为"门"，有输出淋巴管和神经、血管出入。淋巴结表面包有被膜，被膜的结缔组织伸入淋巴结内形成小梁，构成淋巴结的支架。被膜下为皮质区。淋巴结的中心及门部为髓质区。皮质区有淋巴小结、弥散淋巴组织和皮质淋巴窦（简称皮窦）。髓质包括由致密淋巴组织构成的髓索和髓质淋巴窦（简称髓窦）。淋巴窦的窦腔内有

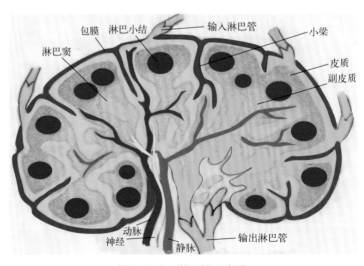

图6-1-1　淋巴结示意图

红色为动脉，蓝色为静脉，灰粉色部分为淋巴结的皮质区

许多淋巴细胞和巨噬细胞。从输入淋巴管流来的淋巴液先进入皮窦再流向髓窦，最后经输出淋巴管离开淋巴结（图6-1-2）。

腋淋巴结是上肢最大的一群淋巴结群，目前对腋淋巴结有解剖学和临床学两种分组方法。临床学分组：以胸小肌为界，将腋淋巴结分为以下3组。Ⅰ组（下群）：胸小肌下缘的所有腋淋巴结；Ⅱ组（中群）：胸小肌上、下缘之间的淋巴结，包括胸小肌深面和胸大肌与胸小肌之间的淋巴结；Ⅲ组（上群）：胸小肌上缘的所有腋淋巴结。

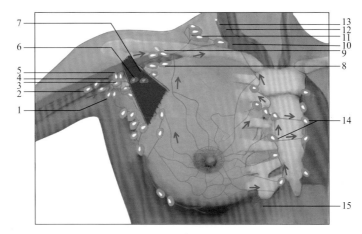

图6-1-2　乳腺淋巴引流示意图（图中绿色箭头为淋巴引流方向）

1～3—Ⅰ组淋巴结；4—腋动脉；5—腋静脉；6—Ⅱ组淋巴结；7—胸小肌；8,9—Ⅲ组淋巴结；
10—右侧锁骨下静脉；11—锁骨上淋巴结；12—颈内静脉；13—锁骨下淋巴干；
14—胸骨旁淋巴结；15—通向腹腔的淋巴管

第二节　乳腺引流淋巴结评价

一、腋淋巴结

乳腺的良、恶性病变均可引起腋淋巴结肿大，是反应性淋巴结增生还是继发于乳腺癌的淋巴结转移是超声研究的重要内容。

（1）淋巴结的大小　淋巴结的大小是指淋巴结纵切面的纵、横径线，纵径即为淋巴结最大长径（L），横径即为淋巴结厚度（T）。厚度的大小较长径更有价值。在临床实践中，判断淋巴结的转移性肿大、非特异性肿大或感染性肿大时，应结合临床。

（2）淋巴结的形态　良性淋巴结的形态趋向于椭圆形或扁圆形（图6-2-1），而恶性淋巴结的形态趋于圆形。Takashima S 报道认为最有价值的指标是淋巴结切面最小轴径与最大轴径之比。国内燕山报告认为将淋巴结最小厚度（T）＞7mm 或长径（L）/厚度（T）＜2.0 作为诊断恶性淋巴结的标准（图6-2-2）。

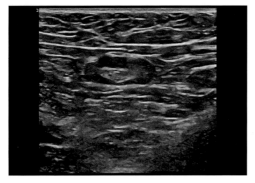
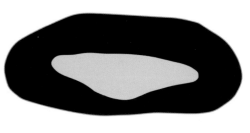

图6-2-1　良性淋巴结（*L/T*＞2.0）

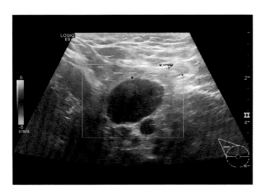
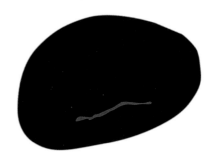

图6-2-2　恶性淋巴结（*L/T*＜2.0）

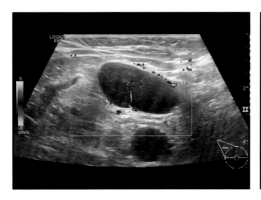
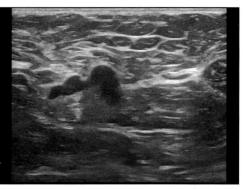

图6-2-3　恶性淋巴结（髓质消失）　　　图6-2-4　恶性淋巴结（皮质偏心增宽型）

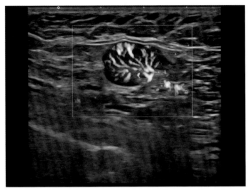

图6-2-5　炎症性淋巴结

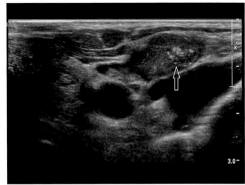

图6-2-6　恶性淋巴结（细小点状钙化）

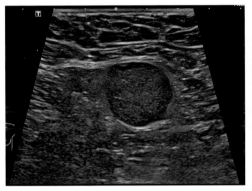

图6-2-7　恶性淋巴结（边界清晰）

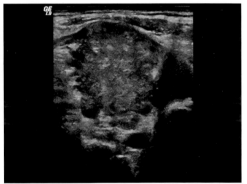

图6-2-8　恶性淋巴结（边界不清晰）

（3）淋巴结的回声改变　主要表现在淋巴结中央及门部的髓质区存在与否、皮质回声及厚度改变（图6-2-3、图6-2-4）。正常淋巴结结构类似于肾形，皮质较薄，厚1～2mm。当乳腺癌发生腋淋巴结转移时，乳腺癌细胞首先经输入淋巴管侵入并种植于局部皮质的淋巴窦，随着乳腺癌细胞不断增殖、坏死并发生结缔组织反应而导致局部皮质明显增厚；而后，随着淋巴结受侵范围的不断扩大，淋巴结大体形态逐渐表现为整个淋巴结的增大、变圆，即径线比（T/L）减小。由于淋巴结局部皮质增厚贯穿于乳腺癌腋淋巴结转移的整个病理生理过程，而淋巴结径线比减小多见于淋巴结转移突破淋巴结包膜限制之后，因此，尽管腋淋巴结最大皮质厚度和径线比都是评价腋淋巴结转移有价值的指标，但是前者较后者优。Deufloo EE等推荐诊断腋淋巴结转移的皮质最大厚度界值为3mm，但仍需与严重发炎的淋巴结相鉴别（图6-2-5）。部分乳腺癌发生淋巴结转移时，淋巴结内可出现与原发病变内类似的细小点状钙化（图6-2-6）。

（4）淋巴结边界　转移性淋巴结和淋巴瘤趋向于有清晰的边界（图6-2-7）。恶性淋巴结具有清晰边界的原因是由于淋巴结内肿瘤浸润和脂肪沉积的减少，这种改变增大了淋巴结和周围组织的声阻抗差。结核性淋巴结的边界通常不清晰，这是因为淋巴结周围软组织水肿和感染。边界的清晰度有助于鉴别诊断。如已确诊为恶性的淋巴结有不清晰的边界，则预示肿瘤向包膜外蔓延（图6-2-8）。

（5）淋巴结的彩色多普勒声像表现　血流显像为淋巴结的鉴别诊断提供了更多的信息。正常或良性淋巴结肿大彩色多普勒声像特征是血流信号沿着淋巴结门分布，均匀、规则、平直（即呈放射状延伸至皮质和髓质）（图6-2-9）。一般认为，恶性淋巴结具有以下4种血管模式的至少1种。①血管移位：以弯曲走行的淋巴结内血管为特征（图6-2-10）；②血管迷走：其特征性表现为一根或数根中央血管，其与淋巴结的长轴或皮肤表面夹角大于30º（图6-2-11）；③局灶性无灌注：表现为淋巴结内无血流信号区，而其余区域为高血供区（图6-2-12）；④包膜下血管（即边缘血管）：主要以淋巴结边缘短节段血管为特征，这些短节段血管不是发自淋巴结门血管或淋巴结纵行血管（图6-2-13）。

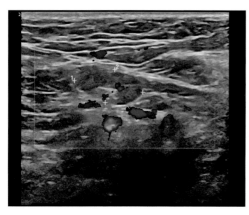

图 6-2-9　正常淋巴结血流信号

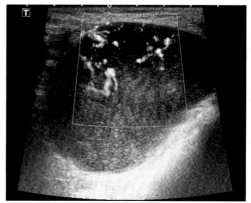

图 6-2-10　恶性淋巴结血流信号（血管移位）

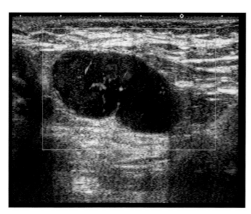

图6-2-11　恶性淋巴结血流信号
（血管迷走）

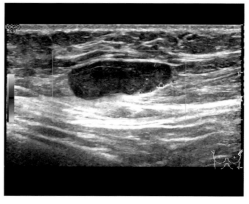

图6-2-12　恶性淋巴结血流信号
（局灶性无灌注）

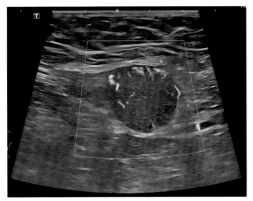

图6-2-13　恶性淋巴结血流信号
（包膜下血管）

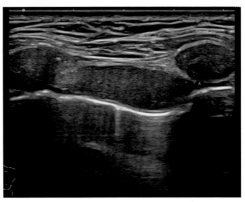

图6-2-14　肿大胸骨旁淋巴结
（二维超声）

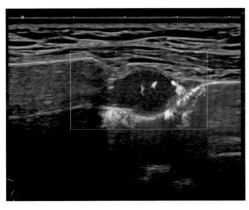

图6-2-15　肿大胸骨旁淋巴结
（彩色多普勒超声）

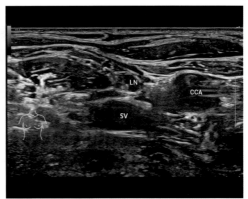

图6-2-16　右侧锁骨上淋巴结
（二维超声）

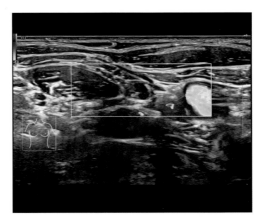

图6-2-17　右侧锁骨上淋巴结（彩色多普勒血流图）

二、胸骨旁淋巴结

在胸骨旁 30mm 范围内，胸膜与胸壁间可见梭形低回声带，通常各肋间厚度不同，一般为 2.0 ～ 4.0mm，肥胖者可略增厚，胸廓内动、静脉及胸骨旁淋巴结位于这层低回声带的结缔组织内。正常胸骨旁淋巴结的声像图特征：部分正常淋巴结不易检出，前后径短，呈梭形，内部回声较周围组织略低，CDFI 示其内部或周边无明显血流信号。

胸骨旁淋巴结肿大的超声表现：局部低回声区增宽（通常＞ 5.0mm），向胸腔面凸出，淋巴结呈椭圆形或近圆形结节，$L/T < 2$，内部回声较周围组织低；SMI 示其内可见血流信号（图 6-2-14、图 6-2-15）。

三、锁骨上淋巴结

锁骨上指胸骨柄上方，外至颈总动脉内缘，内到锁骨和第一肋外侧缘，锁骨上淋巴结大多数在颈内静脉和锁骨下静脉汇合处稍上方，靠近前斜角肌，恰在甲状腺下缘之后外侧，也可在锁骨上缘较外侧。声像图上，颈内静脉、颈外静脉、颈总动脉、斜角肌、颈长肌横切面均呈圆形或椭圆形，容易与淋巴结混淆，多切面扫查彩色多普勒超声有助于鉴别（图 6-2-16、图 6-2-17）。15.8% 的健康人超声可以探及该淋巴结。

第七章

乳腺介入性超声

介入性超声（interventional ultrasound）是在超声的实时监视下，直接经皮穿刺将穿刺针或导管准确置入病灶、囊腔或管道结构中，以达到诊断或治疗的目的。随着医学影像技术的进步和现代乳腺外科学的发展，介入性超声在乳腺疾病的诊断和治疗中应用得越来越广泛。介入性超声既能以最小损伤达到最佳的诊断、治疗效果，又可实时、高灵敏度、动态观察病灶解剖结构以及介入诊断与治疗的全过程。同时，因介入性超声有引导准确、无射线损伤、操作简便和费用低廉等优点，从而使其迅速成为临床诊疗技术中不可或缺的应用方法。目前介入性超声在乳腺的应用主要有：①超声引导下的定位；②超声引导下的介入性诊断；③超声引导下的介入性治疗。

第一节　超声引导下的定位

高频探头的应用使临床触诊阴性的乳腺微小肿块发现率增高，精确定位是乳腺微小肿块准确性诊断和治疗的保证。超声定位方式有如下几种。

一、术前体表定位

体表定位是一种简单易行、操作方便的无创操作。但因在术中寻找病灶有一定的难度，为了确保病灶切除，会存在过多切除正常乳腺组织的可能，容易导致术后乳腺变形。

（1）适应证　适用于肿块位置表浅和腺体薄、乳房活动度不大的患者。

（2）定位准备　准备标记笔，正确摆放患者体位（按患者手术体位进行摆放）。

（3）操作方法　采用十字交叉法在体表对乳腺病灶画线以标记定位，当高频探头扫查使乳腺病灶边缘显示在图像边缘位时，在探头对应边画出平行线，然后继续用探头十字交叉重复描记，"#"中心为病灶最佳体表定位点，测量并注明病灶在乳房的位置、与乳头的距离以及和体表及乳腺后间隙的距离。

（4）注意事项

① 注意超声体表定位的体位与手术体位必须保持一致。

② 肿块位置深、腺体厚和乳房活动度大的患者，如果行超声体表定位，手术时会因牵拉挤压使肿块位置变化大而导致病灶寻找困难。

二、术前穿刺导丝定位

定位导丝尖端有单钩和双钩之分，单钩导丝为单根定位导丝，双钩导丝则是两根细金属丝扭紧而成；推出后单钩导丝尖端呈"∠"形，双钩导丝尖端则呈"Y"形展开；单钩定位导丝穿刺针退出后不可再进入进行重新定位，双钩定位导丝穿刺针退出后，如果定位不满意还可将导丝尖端拉回针鞘内重新定位（图7-1-1）。

穿刺导丝定位时，用带有定位金属导丝的穿刺针在超声引导下穿入病灶后，推入导丝，定位导丝在退出穿刺针后导丝尖端固定在病变处不易滑脱，导丝尾端固定在体表，术中外科医师依据导丝尖端所处的位置来确认病灶，并以导丝为中心做楔形切除术。此种方法除减少了不必要的组织切除，更重要的是避免了因体位改变、病灶位置关系发生变化而导致的漏切除问题（图7-1-2）。

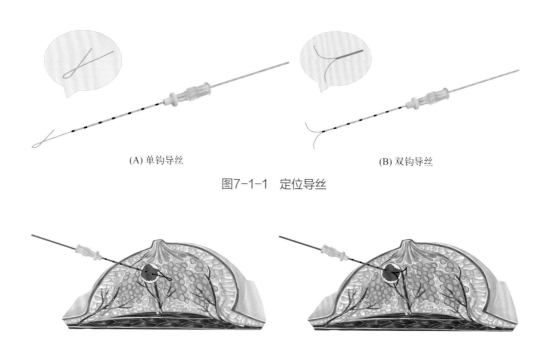

(A) 单钩导丝　　　　　　　　　　(B) 双钩导丝

图7-1-1　定位导丝

(A) 单钩导丝定位　　　　　　　　(B) 双钩导丝定位

图7-1-2　超声引导下肿块穿刺定位（箭头指示部为肿块）

（1）适应证　适用于乳腺各个区域超声能探查到的小病灶。

（2）定位准备

① 单钩或双钩定位导丝、局部麻醉药、消毒耦合剂。

② 向患者说明导丝定位的目的，解释操作过程以及可能引起的不适和可能发生的危险、并发症及意外，签署并保存知情同意书。

（3）操作方法

① 超声扫查并确定病灶部位，选定穿刺体位和穿刺路径。

② 常规消毒铺巾，戴无菌手套，使用消毒探头或用无菌膜包裹探头，以 2% 利多卡因行局部麻醉。

③ 不使用或使用穿刺导向装置，在超声引导下尽量将定位针小角度刺入病灶内部，如病灶位置过深紧靠后间隙，可仅穿刺到病灶的浅面以防对其深部组织造成损伤，如病灶位于乳头或乳晕深部，为避免手术损伤乳晕后方的输乳管，在乳晕之外斜行刺入病灶。确认针尖位置时可旋转或轻微提插穿刺针，当针尖处于理想位置后向前推出定位导丝，同时轻柔、缓慢地退出定位针鞘，将定位导丝尾段反折，无菌纱布包裹后固定在体表。

（4）注意事项

① 尽量小角度穿刺定位，这样可使切除的正常乳腺组织最少。

② 为避免穿刺针刺入过深，造成气胸等严重并发症，超声对于针尖的辨认至关重要，旋转或轻微提插穿刺针可帮助确认针尖位置。

③ 对于紧贴后间隙的病灶千万不可强行放置穿刺针于肿瘤的内部或深面。

④ 穿刺定位后，体外导丝应予以固定保护，手术前患侧上肢应限制活动并严禁牵拉导丝。

⑤ 病灶切除后要检查导丝尖端是否包在组织内，并检查切除标本，以保证病灶被完整切除。

三、术中定位

有条件的医院，手术中可在开放的切口内直接使用无菌高频探头进行术中病灶扫查定位。该方法定位准确，患者可免去术前定位的麻烦和穿刺安放定位导丝的恐惧，但较费时，需占用超声科有限的设备与人员。

（1）适应证　适用于乳腺活动度大、临床触诊阴性、腺体过厚和位置过深的小病灶。

（2）定位准备　最好使用消毒的术中高频探头，条件受限时可用无菌袋或无菌套包裹高频探头和导丝后使用。

（3）操作方法　切口内扫查因病灶位置相对体表扫查表浅，仪器尽量使用较高频率，使焦点处于合适位置，病灶确认后可用定位探针指引。

（4）注意事项

① 使用包裹法隔离超声探头，在扫查前和扫查中应仔细检查，注意无菌套有无破损，确保无菌操作。

② 对切除的病灶标本需立即行超声检查并与术前图像对比，判断病灶是否被切除。

第二节　超声引导下的介入性诊断与治疗

一、超声引导下穿刺抽吸细胞学诊断

细针穿刺抽吸（fine needle aspiration，FNA）活检曾经是临床术前乳腺病灶定性诊断的主要方法之一，具有简便、易行、诊断快速、安全等优点。但 FNA 有相当一部分标本数量不足或细胞标本不能进行有效诊断，致使 FNA 阳性率不高，且有一定的假阴性率。细针迅速穿刺微小病变时，极易使细针置于病变之外和误刺入周边的正常组织，因此特别不适用于微小的不可触及的乳腺肿块。FNA 的上述特点限制了其在临床中的应用。

（1）适应证　超声所能显示的实性病灶和微钙化病灶、乳腺囊性或含液性病变。

（2）禁忌证　有凝血功能障碍的患者为绝对禁忌证；对有严重心、肺功能不全，不能配合的患者则为相对禁忌证。

二、超声引导下穿刺组织活检诊断

针穿活检（core needle biopsy，CNB）已逐渐取代病理组织切除活检和细针针吸细胞学检查，现已成为乳腺病灶病理取材的最主要方法（图 7-2-1）。

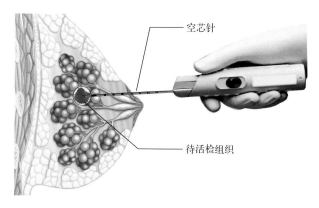

图7-2-1　针穿活检示意图

空芯针

待活检组织

（1）适应证　超声所能显示的实性病灶和微钙化病灶。

（2）禁忌证　有凝血功能障碍的患者为绝对禁忌证；对有严重心、肺功能不全，不能配合的患者则为相对禁忌证。

三、术前准备

（1）要向患者说明穿刺目的。

（2）解释操作过程以及可能引起的不适和可能发生的危险、并发症及意外，签署并保存知情同意书。

（3）检查凝血功能，包括血常规、出血及凝血时间和凝血酶原时间，还应做乙肝表面抗原及艾滋病相关检查。

（4）操作者需做好个人防护。

四、超声引导下穿刺检查或治疗的准备

（1）器械针具准备

①细针穿刺抽吸活检可选用22G的专用活检针。②囊肿或含液性病变治疗可选用普通注射器，可根据液体成分的黏稠程度选用不同型号的针头，要求以针尖部为斜面，而非侧向开孔。③组织学活检器械针具包括自动活检枪，14G或16G、9cm长活检针，活检枪射程有15mm和22mm两挡可调，对于乳腺病变的穿刺一般常用15mm。

（2）麻醉药品准备　一般选用2%利多卡因10ml进行局部麻醉，利多卡因过敏者可选用其他局部麻醉药。

（3）消毒及无菌操作器材准备　包括无菌手套、穿刺活检包、无菌探头套、无菌耦合剂等。

（4）病理取材　包括病理固定液及标本标签等。

五、操作方法

（1）超声检查并确定病灶部位，设定穿刺体位和穿刺路径，选择标记合适的穿刺点。

（2）常规局部消毒铺巾，戴无菌手套，使用消毒探头或用无菌膜包裹探头，装好穿刺针的活检枪用无菌布包裹，检查取样槽大小，空枪试击发一次后重新拉两次到位，打开保险备用，在穿刺点以2%利多卡因按穿刺方向行局部麻醉，再用破皮针穿破皮肤至皮下。

（3）不用穿刺导向装置，左手持探头显示病灶，右手持活检枪，针尖斜面向下，在穿刺点使其针尖向病灶方向斜行进入皮下浅层，或应用穿刺导向装置，两人相互协作完成穿刺定位。

（4）右手持枪不动，左手侧动探头以寻找针杆、针尖，或左手持探头不动，右手

持枪使穿刺针轻微摆动调整方向，使针尖、针杆进入显示切面，调整声束入射方向和穿刺针角度，使穿刺针以合适角度朝向病灶并能在同一切面显示。

（5）超声指引下穿刺针尖进入病灶侧方，预测击发后穿刺针行针路径，评估击发后针尖所到部位的安全性，在满足既能获取病灶组织又能保证穿刺安全的情况下按压击发开关，迅速拔针，将组织条放置于无菌滤纸上，放入小瓶，每例取材 4～6 次，用 10% 甲醛溶液固定，送病理组织学检查。

（6）穿刺完毕后穿刺点消毒、纱布覆盖，并按压 5min。

第八章

示范性操作及诊断
（讲课视频）

一、乳腺超声检查及腋窝淋巴结分区的示范性操作（讲课视频）

二、超声引导下介入治疗（讲课视频）

参考文献

[1] 中国抗癌协会乳腺癌专业委员会，等.中国抗癌协会乳腺癌诊治指南与规范（2024版）.中国癌症杂志，2023，33（12）：1092-1173.

[2] William J Gradishar，Meena S Moran，Jame Abraham，et al. Breast Cancer，Version 3. 2024，NCCN Clinical Practice Guidelines in Oncology. J Natl Compr Canc Netw，2024，22（5）：331-357.

[3] 李安华.乳腺影像报告与数据系统分类及瘤样病灶的管理：NCCN 2012乳腺癌筛查和诊断指南解读［J/CD］.中华医学超声杂志：电子版，2014，11（6）：439-443.

[4] 张建兴.乳腺超声诊断学［M］.北京：人民卫生出版社，2022：23-37.

[5] American College of Radiology. ACR BI-RADS atlas：breast imaging reporting and data system. 5th ed. Reston：Virginia，2013.

[6] 吴祥德，董守义.乳腺疾病诊治.北京：人民卫生出版社，2000：216-221.

[7] 李树玲.乳腺肿瘤学.北京：科学技术文献出版社.2007：182-184.

[8] 李泉水.浅表器官超声.北京：人民军医出版社，2009：102-103.

[9] 张缙熙，姜玉新.浅表器官及组织超声诊断学.北京：科学技术文献出版社，2010：130-131.

[10] 胡永升.现代乳腺影像诊断学.北京：科学出版社，2001：254.

[11] 中国医师协会超声医师分会.中国浅表器官超声检查指南.北京：人民卫生出版社，2017.

[12] 鲍润贤.中华影像医学：乳腺卷.2版.北京：人民卫生出版社，2010：61.

[13] Sasso F，Gulino G，Basar M，et al. Penile Mondors' disease：an underestimated pathology. Br J Urol，2015，77（5）：729-732.

[14] 中华医学会整形外科学分会乳房专业组.硅胶乳房假体隆乳术临床技术指南.中华整形外科杂志，2013，29（1）：1-4.

[15] 王炜.整形外科学.杭州：浙江科技出版社，1999.

[16] 宋儒耀，方彰林.美容整形外科学 北京：北京出版社，2002.

[17] 燕山.浅表淋巴结的超声诊断.中国超声医学杂志，2000，1（3）：230-233.

[18] 武忠弼，杨光华.中华外科病理学.北京：人民卫生出版社，2002.

[19] 李泉水.浅表器官超声.北京：人民军医出版社，2009：202.